Muhanad Hatamleh
Nick Silikas
David C Watts

Ligação de Polímeros Suaves a Próteses Acrílicas

Muhanad Hatamleh
Nick Silikas
David C Watts

Ligação de Polímeros Suaves a Próteses Acrílicas

Polímeros de silicone e acrílico em próteses dentárias e maxilo-faciais

ScienciaScripts

Imprint

Any brand names and product names mentioned in this book are subject to trademark, brand or patent protection and are trademarks or registered trademarks of their respective holders. The use of brand names, product names, common names, trade names, product descriptions etc. even without a particular marking in this work is in no way to be construed to mean that such names may be regarded as unrestricted in respect of trademark and brand protection legislation and could thus be used by anyone.

Cover image: www.ingimage.com

This book is a translation from the original published under ISBN 978-3-8383-4715-8.

Publisher:
Sciencia Scripts
is a trademark of
Dodo Books Indian Ocean Ltd. and OmniScriptum S.R.L publishing group

120 High Road, East Finchley, London, N2 9ED, United Kingdom
Str. Armeneasca 28/1, office 1, Chisinau MD-2012, Republic of Moldova, Europe
Printed at: see last page
ISBN: 978-620-3-25101-2

ÍNDICE

Capítulo1

Revisão da Literatura
e Objectivos do estudo

A sua revisão diz respeito a três áreas principais. Estas são I: Próteses Dentárias Acrílicas, II: Próteses Maxilo-faciais, e III: Reforço das fibras na medicina dentária. A revisão é seguida de uma declaração de objectivos e metas do estudo (1.17).

I : Próteses Dentárias Acrílicas:

São substitutos feitos para restaurar as partes em falta da cavidade oral. São normalmente fabricados utilizando materiais biocompatíveis que não prejudicam os tecidos orais e simulam a estética, tais como materiais acrílicos (os materiais acrílicos são discutidos em pormenor na secção 1.10.2). As próteses dentárias acrílicas são várias e podem incluir dentaduras completas, dentaduras parciais, e sobredentaduras. Estas próteses são mencionadas a seguir, e mais detalhes são endossados para as peças associadas à utilização de forros, para coincidir com o objectivo do estudo.

1.1 Prótese dentária completa:

Uma prótese dentária completa é uma prótese dentária fabricada para restaurar os tecidos orais em falta nos maxilares (seja superior ou inferior ou ambos), incluindo tecidos duros como os dentes e osso alveolar, e tecidos moles como a mucosa oral.

"Uma das vantagens frequentemente negligenciadas da prótese completa é a capacidade de substituir dentes perdidos e tecidos duros e moles associados com poucos impedimentos das estruturas existentes. Da perspectiva dos pacientes, isto significa que podem ter dentes de cor, forma e posição ideais, e gengivas perfeitas para combinar" (Roessler, 2003).

A possibilidade de perda de dentes aumenta com a idade, devido à maior probabilidade de ter doenças, tais como cáries e doenças gengivais, ou devido a traumas acidentais. Apesar dos contínuos desenvolvimentos na manutenção de uma boa higiene oral que visa manter a cavidade oral saudável e preservar os dentes, minimizando as hipóteses de próteses dentárias completas, espera-se que o número de resultados dos pacientes dentários que exigem próteses dentárias completas aumente (Shay, 2000). Por outro lado, a prevalência de pessoas desdentadas nos países desenvolvidos está a diminuir, e no Reino Unido diminuiu de 30% em 1978 para 21% em 1988 (McCord e Grant, 2000).

1.1.1 Razões para ter dentaduras completas (Roessler, 2003):

Os pacientes edêntulos requerem dentaduras completas removíveis para melhorar a qualidade da sua vida. Estas próteses servem diferentes funções integrais como, por exemplo:

1- Melhorar a estética.

2- Restauração de dentes em falta, osso alveolar, e mucosa oral.

3- Apoio para o aspecto facial.

4- Restaurar a capacidade de fala e fonética.

5- Melhorar a capacidade de mastigação e mastigação de alimentos.

6- Redução do impacto psicológico depressivo nos pacientes, resultante da perda de dentes.

1.1.2 Classificações de cumeeira residual:

Após a extracção dos dentes, os sulcos residuais tendem a reabsorver-se e a reduzir o volume. A taxa de reabsorção das cristas varia entre indivíduos e dentro de cada indivíduo em momentos diferentes. A taxa de reabsorção das cristas pode ser afectada por vários factores, tais como a técnica seguida e os materiais utilizados para o fabrico da dentadura, concentração e extensão das forças aplicadas sobre a crista durante a função, e os efeitos dos elementos sistémicos sobre a reabsorção ou acumulação de osso (Atwood, 2001).

As pontes tendem a reabsorver labialmente, na crista e lingüisticamente. Atwood DA (1963) classificou a reabsorção da crista anterior mandibular em seis formas como se segue (Atwood, 1963):

Formulário I, Cume antes da extracção (formulário de pré-extracção).

Formulário II, Cumeeira após extracção (formulário pós-extracção).

Forma III, Cume alto e bem arredondado.

Formulário IV, Cumeeira de ponta de faca.

Forma V, Cume baixo e bem arredondado.

Formulário VI, Cumeeira deprimida.

1.1.3 Passos de fabrico de próteses completas (clínicos e técnicos):

Numerosos artigos na literatura dentária discutem os passos necessários para a construção de próteses dentárias completas; ambas as fases clínicas juntamente com as suas fases técnicas associadas no laboratório. O objectivo desta secção é destacar as principais etapas da construção de próteses dentárias completas, depois de referir muitas referências bem conhecidas neste campo (McCord et al, 2004; Watt e MacGregor, 1986).

A primeira fase do tratamento é a avaliação dos pacientes desdentados. O médico considerará a queixa principal do paciente, os seus antecedentes médicos, dentários e sociais. Serão efectuados exames extra-orais e intra-orais. Depois disso, o clínico poderá determinar as opções de tratamento disponíveis para o paciente, considerando as preocupações e expectativas do paciente para procurar tratamento. Tais preocupações incluem a melhoria da aparência, função, fala, e psicologia. As opções de tratamento podem variar desde a opção mais simples; não ter tratamento até à opção mais complicada. Estas opções são discutidas com o paciente e a melhor; do ponto de vista do paciente e do clínico é seguida. Uma vez tomada a decisão de fabricar dentaduras completas, são registadas as impressões primárias para fazer os tabuleiros especiais para tirar impressões secundárias (definitivas) precisas da área edêntula. As impressões secundárias são então vertidas utilizando produto de gesso adequado (geralmente pedra dentária) e são produzidos moldes de trabalho no laboratório. Nos moldes de trabalho, o técnico dentário fabricará os aros oclusais (blocos de registo) que são utilizados na fase de registo para registar a relação da mandíbula. No laboratório, os moldes são articulados de acordo com a mordida do paciente. A colocação dos dentes começa seguindo devidamente as directrizes presentes no bloco de registo, tais como linhas caninas e de sorriso. A tonalidade e o tamanho adequado dos dentes são seleccionados de acordo com as recomendações do médico. A fase seguinte do tratamento é a inserção experimental da prótese após verificação cuidadosa do encaixe, polimento, e superfícies oclusais. O paciente experimenta-as e o clínico avaliará as próteses superiores e inferiores juntamente com a oclusão. Se as próteses experimentais forem satisfatórias para o paciente e o clínico, então são processadas no laboratório utilizando material adequado (os materiais utilizados para fabricar próteses são detalhados na secção 1.10).

A fase final é a entrega. A dentadura é entregue ao paciente depois de fazer os ajustes laterais da cadeira necessários, e o paciente é ensinado a cuidar da dentadura. Após revisão subsequente, são necessárias visitas de manutenção, para assegurar que o paciente está satisfeito e não tem queixas.

1.1.4 Apoio completo da dentadura, estabilidade e retenção

A dentadura completa como opção de tratamento para pacientes desdentados é afectada pelos fenómenos biomecânicos de apoio, estabilidade e retenção (Jacobson e Krol, 1983).

Uma dentadura completa ganha apoio a partir das zonas de tensão apresentadas nos maxilares, tais como o palato na maxila, e a prateleira bucal na mandíbula. É importante que as forças oclusais de mastigação sejam distribuídas pelas áreas de suporte, para reduzir a quantidade de reabsorção da crista, para evitar o trauma dos tecidos, e para aliviar o paciente. Os revestimentos macios podem ser utilizados em tais casos (Craig et al, 2004; Ferracane, 1995; Jagger, 1999; Rowe, 1985).

A retenção é definida como a capacidade da dentadura de resistir a forças de deslocamento vertical que tendem a afastar a dentadura das superfícies de suporte dos tecidos. Vários factores estão associados à obtenção de uma retenção óptima da dentadura, tais como factores fisiológicos e mecânicos (por exemplo, aderência, coesão, tensão superficial, atracção capilar, pressão atmosférica). A utilização de materiais de revestimento macio resilientes é favorável quando estão presentes saliências ósseas nas cristas residuais, também quando a reabsorção óssea causou a formação de rebaixos labiais e vestibulares, e para ajudar à retenção da dentadura (as indicações de revestimentos macios são explicadas exaustivamente na secção 1.10.1.2) (Javid e Bowman, 1994; Pappas, 1995; Watt e MacGregor, 1986).

Na maxila, a reabsorção da crista ocorre em direcções anterior-posterior, e medial-lateral estreitando a maxila. Esta reabsorção óssea pode enganar os marcos anatómicos utilizados na determinação da localização do selo palatino posterior, causando retenção inadequada e má estabilidade dentária (Boucher, 2004).

A estabilidade é definida como a capacidade de uma dentadura de resistir a forças de deslocamento horizontais ou laterais que ocorrem durante a mastigação. Geralmente, os sulcos residuais bem formados minimizam o efeito de deslocação dos músculos e oclusão. Também a estabilização da dentadura completa inferior pode ser conseguida tendo as superfícies labiais polidas côncavas, permitindo a acção dos músculos labiais apresentados nessa área.
A ideia por detrás da dentadura completa é substituir dentes em falta e cristas reabsorvidas, ao longo do posicionamento preciso dos dentes sobre a crista. Deve ter-se o cuidado de restaurar a espessura adequada dos tecidos reabsorvidos. Por exemplo, o aumento da espessura palatina na dentadura superior comprometerá a fonética, levando a uma posição inadequada da língua, e afectará a estabilidade e retenção da dentadura (Watt e MacGregor, 1986).

1.1.5 Completa capacidade de serviço da dentadura:

Vários processos podem ser associados à manutenção de dentaduras completas, e afectar a operacionalidade das mesmas, tais processos são:

1. A utilização de forros e condicionadores de tecidos (são mencionados em detalhe na secção 1.10.1).
2. Relining e rebaseamento.
O reembasamento é definido como a refaceamento da superfície de encaixe de uma dentadura com novo material para preencher o espaço entre a superfície de encaixe da dentadura e os tecidos. Uma prótese é indicada para reembasamento quando há uma mudança no seu ajuste sobre as áreas de suporte de tecidos, e se não estiver de acordo com as expectativas dos pacientes (Roessler, 2003). A reembasamento é a mudança total do material de base da dentadura utilizando um novo material sem alterar o ajuste dos dentes (a relação oclusal).

Prevê-se que o número de utilizadores de dentaduras irá aumentar com o tempo, apesar do aumento na higiene oral. Por exemplo, só nos Estados Unidos, foi relatado que o número de dentaduras completas fabricadas aumentará de 56,5 milhões no ano 2000 para mais de 61 milhões até ao ano 2020 (Douglass et al, 2002). Tais números exigem a necessidade de um tratamento óptimo da prótese completa para os pacientes. Tais tratamentos incluem ter a prótese bem ajustada, estável, e que funcione bem

A taxa de reabsorção óssea e a perda de volume ósseo determinam o tempo de reabsorção. Antes da reabsorção, a cavidade oral deve ser preparada em termos de superfícies de suporte de tecido, e também a oclusão da prótese deve ser verificada (Boucher, 2004).

Quando se faz o reembasamento, a dentadura deve ser verificada e qualquer corte inferior deve ser aparado para que a dentadura não bloqueie o molde. As bordas demasiado longas devem ser modificadas, e se necessário para desenvolver o selo palatino posterior. Depois disso, a impressão dos tecidos é tirada utilizando material de impressão de viscosidade adequada, é transferida para o laboratório, onde se faz o reembasamento.

A selecção do material para a reembarque depende do caso do paciente. O acrílico autopolimerizante curado a frio é geralmente o material de escolha. Contudo, os revestimentos elásticos são altamente indicados como o material de escolha nos seguintes casos (Braden et al, 1995; Christensen, 1971):
- Presença de numerosos cortes ósseos.

- Presença de um rebordo mandibular de ponta de faca de forma IV.
- Cobertura da mucosa fina e não resiliente do cume.
- Boca de dentadura com dor contínua.
- Quando o torus palatinus está presente no palato.
- Presença de defeitos orais congénitos ou adquiridos.

Os forros macios são normalmente indicados para melhorar o ajuste da dentadura, aliviar as cristas e distribuir as forças oclusais. O aumento da dimensão vertical é a principal desvantagem do reembasamento, e pode ser corrigido através da articulação das próteses e da trituração selectiva.

3. A manutenção de uma boa higiene oral da dentadura deve ser realçada para preservar a saúde dos pacientes e para ter uma dentadura estética e sem odores. A higiene da dentadura pode ser mantida utilizando uma combinação de técnicas mecânicas e químicas (Shay, 2000). É indicado na literatura que as soluções químicas disponíveis no mercado podem ter um efeito deteriorante na durabilidade da prótese, e especialmente na resistência de ligação da prótese acrílica com o revestimento (Braden et al, 1995; Emmer et al, 1995).

4. Controlo neuromuscular, uma vez que os pacientes podem experimentar instabilidade das dentaduras causando alguns danos e inflamações nos seus tecidos no início, até que os pacientes estejam adaptados à nova dentadura.

1.1.6 Sucesso e fracasso:

O sucesso da prótese dentária completa é o resultado da colaboração positiva entre paciente, clínico e tecnólogo dentário. O paciente deve estar disposto a usar a prótese, e satisfeito que a prótese será de bom proveito dos aspectos estéticos, funcionais, e psicológicos. Os dentistas devem estar conscientes das exigências dos seus pacientes, pensando realisticamente na solução adequada que o paciente pode pagar e viver feliz com ela. O técnico dentário deve ter experiência e ser capaz de produzir próteses de alta qualidade e funcionais, num ambiente saudável (Grant et al, 1994; Roessler, 2003).

1.2 Dentaduras parciais removíveis:

O glossário de prótese dentária define a prótese removível como "uma prótese dentária removível ou uma prótese dentária fixa restaura um ou mais mas não todos os dentes naturais e/ou partes associadas". Pode ser suportada em parte ou no todo por dentes naturais, coroas suportadas por implantes dentários, pilar(s) de implantes dentários, ou outras próteses dentárias fixas e/ou a mucosa oral. Uma prótese dentária parcial pode ser descrita como uma prótese dentária fixa ou prótese dentária removível com base na capacidade do paciente de remover ou não a prótese" (2005).

A utilização de próteses removíveis entre os pacientes está a aumentar, e espera-se que aumente no futuro (Carr et al, 2005).

As dentaduras parciais têm muitas vantagens (Budtz-Jorgensen, 1996) como, por exemplo:

- São baratos e comparáveis a outras opções de tratamento disponíveis.

- São uma opção de tratamento não invasiva.

- A eficácia da mastigação é melhorada em pacientes com arcos dentários encurtados. As próteses parciais removíveis carecem de uma estética comparável à das próteses parciais fixas, e de um conforto oral prejudicado, o que faz com que o paciente por vezes não esteja disposto a usá-las.

1.2.1 Classificação das dentições parcialmente desdentadas:

Foram introduzidas várias abordagens como sendo satisfatórias para classificar as dentições parcialmente desdentadas, melhorando a comunicação entre práticas e ajudando na gestão de casos parcialmente desdentados. Tais classificações incluem as classificações Kennedy, Skinner, e Bailyn. Segue-se uma descrição da classificação mais amplamente aceite; classificação Kennedy.

- Classificação Kennedy:

Foi introduzido em 1952 pelo Dr. Edward Kennedy. Esta classificação baseada na sugestão de princípios básicos de desenho para áreas parcialmente desdentadas após a sua divisão em quatro classes principais, e as áreas desdentadas que não sejam áreas de classificação são consideradas como modificações. As quatro classificações são (Carr et al, 2005; Rudd et al, 1986):

Classe I, onde os dentes em falta estão presentes em ambas as áreas desdentadas laterais, posteriormente aos dentes anteriores restantes.

Classe II, os dentes em falta só estão presentes numa única zona edêntula lateral, posteriormente aos dentes anteriores restantes.

Classe III, os dentes em falta estão presentes numa única área lateral, que é colada pelos dentes remanescentes anterior e posteriormente.

Classe IV, os dentes em falta estão presentes numa única zona edêntula bilateral (que atravessa a linha média), e é anterior aos restantes dentes.

1.2.2 Dentadura Parcial Acrílica:

É uma prótese suportada por mucosa, que normalmente é retida por:

1- Fechar os dentes do pilar, utilizando arame forjado adequado (por exemplo, liga de aço inoxidável), para fazer o fecho circunferencial. O fecho é retido mecanicamente na base acrílica (King et al, 1986).

2- Revestimento resiliente à base de silicone adicionado à superfície de encaixe. O forro irá encaixar os rebaixos proximais presentes nos dentes do pilar.

A reciprocidade é conseguida através da extensão do acrílico dos lados palatinos ou linguais até aos terços gengivais dos pilares fechados. O suporte para este tipo de prótese parcial é obtido a partir dos tecidos de suporte da dentição (tais como palato no arco superior e cristas residuais).

1.2.2.1 Vantagens dos RPD (Carr et al, 2005):

1- Restauração da aparência.

2- Restabelecimento de uma relação oclusal.

3- Preservação do espaço edêntulo.

4- Restauração da mastigação.

5- Actuar como uma prótese temporária durante o tratamento, tal como condicionar (treino) o paciente a usar prótese removível quando é necessária a transição para a dentadura completa.

1.2.2.2 Desvantagens das RPDs (Davenport et al, 2000):

O uso de próteses parciais removíveis pode causar:

1- Acumulação de placa em torno das superfícies proximais dos dentes de pilar.

2- Traumatismo nos tecidos moles devido aos componentes dos RPDs.

3- Transmissão de forças oclusais compressivas excessivas sobre a mucosa se a RPD for suportada por tecido.

1.2.3 Relining da prótese parcial removível:

O reembasamento é a refaceamento da superfície de encaixe de um RPD utilizando material adequado, quando o encaixe sobre o tecido se torna solto. As indicações para o reembasamento são (McGivney e Carr, 2000):

1. Espaço entre a superfície de encaixe da base da dentadura e a crista residual da dentadura,
   que é desagradável e anti-higiénico e que prende os detritos alimentares.
2. Sentimento de desconforto experimentado pelo paciente.
3. Movimento da dentadura devido à perda de apoio.

1.2.3.1 Procedimento de reembarque:

Nas próteses parciais de tecidos (extensões distais), há alterações contínuas nos tecidos e perda óssea, afectando o encaixe da prótese removível. Recomenda-se o reembasamento da dentadura sempre que a dentadura perca contacto oclusal com a dentadura oposta ou quando a crista residual de suporte da dentadura reabsorva provocando a rotação da dentadura parcial (Christensen, 1995; Pappas, 1995). Os materiais utilizados nas reentrâncias são mencionados em pormenor na secção (1.10.1).

O primeiro passo no revestimento é dar uma impressão da nova crista, utilizando a mesma dentadura. É importante ter todos os descansos sentados uma vez que a impressão seja tirada. Depois a impressão é despejada em pedra e o molde é articulado a uma parte de uma peça de revestimento. As superfícies oclusais são isoladas e o molde oposto é vertido e fixado ao outro membro do jig. Quando a pedra está colocada, os dois membros do gabarito são separados e a dentadura parcial é removida. Depois, partes da superfície de encaixe são aparadas, e as bordas são aliviadas utilizando uma broca adequada. Isto é feito para criar lugar para o material de revestimento, que deve ter espessura suficiente. O corte irá tornar a superfície de encaixe áspera, e irá melhorar a retenção mecânica do novo material adicionado à base da dentadura. Depois o material seleccionado é misturado, e aplicado na superfície de encaixe da prótese, e a prótese é substituída no molde e o gabarito de reembasamento ou articulador é realinhado, e o material é curado em unidade de cura adequada, tal como o pote de pressão se o material adicionado for acrílico autopolimerizante (Carr et al, 2005).

1.2.4 Importância do forro à base de silicone na retenção para dentadura parcial removível:

A utilização dos rebaixos presentes nas superfícies de suporte de tecidos é um factor importante para a retenção da prótese. Na dentadura parcial classe mandibular I (classificação Kennedy), é difícil para os flanges acrílicos distolingues engatar os subcortes distolingues porque os acrílicos são materiais rígidos que não podem flexionar para os subcortes. Muitos métodos foram sugeridos para incorporar o liner à base de silicone, *Molloplast-B* nestes rebaixos. O forro é fixado à dentadura acrílica durante o reembasamento, resultando numa dentadura com flanges semiflexíveis que podem encaixar os rebaixos e mover-se sobre os rebaixos miohióides sem danificar os rebaixos (Todd e Holt, 1987; Whitsitt et al, 1984).

1.3 Overdentures:

Uma sobredentadura é definida como uma prótese acrílica semelhante a uma prótese completa, mas ganha apoio a partir de pilares. Os pilares podem ser ou raízes remanescentes tratadas endodonticamente ou implantes dentários osseo-integrados. A sobredentadura é mantida sobre o pilar através de um método adequado de fixação como barras e clipes de fixação, fixação de pilares e magnetos (Barclay e Walmsley, 1998; Basker et al, 1993).

1.3.1 Indicações de sobredentaduras:

O conceito de manter uma série de dentes naturais para reter a sobredentadura deve ser considerado uma vez tomada a decisão de extrair dentes e fornecer dentaduras. Este conceito é valioso em algumas situações clínicas (Basker et al, 1993), como por exemplo:

•   Dentadura única completa; onde é difícil desenvolver uma oclusão equilibrada quando uma única dentadura completa se opõe à dentição natural, e alguns pacientes tendem a exercer forças mastigatórias excessivas mais do que quando duas dentaduras completas estão presentes na mandíbula, levando a uma reabsorção acelerada da crista. A maioria destes pacientes são de meia-idade, e prevê-se logicamente que vivam mais anos, pelo que é muito melhor preservar as suas superfícies de suporte da dentadura através da manutenção dos dentes de pilar.

•   Defeitos de fenda e paladar onde é difícil restaurar o defeito por dentaduras parciais ou completas convencionais (Etienne e Taddei, 2004).

•   Pacientes que sofrem de hipodontia; quando faltam muitos dentes e os dentes restantes estão irregularmente distribuídos na arcada dentária.

•   Casos de desgaste dentário grave que podem resultar de cerramento ou trituração excessivos, e erosão ácida devido à dieta, ou quando não é possível reconstruir as coroas dos dentes.

1.3.2 Vantagens das sobredentaduras:

As sobredentaduras apoiadas pelas raízes dos pilares têm muitas vantagens tais como (Budtz- Jorgensen, 1996; Preiskel, 1996).

•   Preservação do osso alveolar, uma vez que as raízes restantes ainda estão no osso reduzindo a quantidade de reabsorção óssea.

•   Melhorar o feedback sensorial durante a mastigação alimentar e permitir ao paciente adaptar-se mais rapidamente e ter melhor controlo sobre a dentadura (Barclay e Walmsley, 1998).

•   Permitir que os pacientes mastiguem os alimentos de forma mais eficaz do que a dentadura completa.

• Melhor retenção e estabilidade da prótese comparável à das próteses completas.

1.3.3 Métodos de apoio a sobredentaduras:

As sobredentaduras podem ser suportadas por

1- Raízes dos dentes restantes tratadas endodonticamente.

2- Osseo-integrated dental implants (Adell et al, 1990; Basker et al, 1993).

1.3.4 Métodos de retenção para sobredentaduras:

Podem ser utilizados diferentes tipos de métodos de retenção para carregar as sobredentaduras sobre a estrutura de suporte, tais métodos incluem:

1- As capas de ouro fundido com a forma de cúpula ou dedal, esta última proporciona uma melhor retenção e estabilidade. São fabricadas quando há cárie secundária na superfície do pilar, e quando os pilares são opostos por dentes naturais de um paciente de oclusão parafuncional (Basker et al, 1993).

2- Anexos, tais como anexos de pinos, barras e clipes (Galindo, 2001), e ímanes. Proporcionam uma melhor retenção comparável às capas mas são caros, volumosos, e a sua manutenção subsequente é difícil (Barclay e Walmsley, 1998). A utilização de uma barra carregada sobre implantes dentários osseo-integrados para suportar sobredentaduras tornou-se um método comum e favorável. Utilizando este método de retenção, a ligação entre as sobredentaduras e a barra pode adquirir vários meios, tais como ímanes (Riley et al, 2001; Walmsley, 2002), clips, e acessórios de semi-precisão. Estes últimos métodos de retenção mencionados têm muitas desvantagens que limitam a sua utilização. Usam rapidamente, permitem um movimento rotativo limitado, causam um aumento do volume da dentadura e requerem uma manutenção complicada (Basker et al, 1993).

3- A combinação de revestimentos dentários resilientes sobre os restantes pilares ou anexos pode reter sobredentaduras.

Um relatório clínico recomendou a utilização de revestimento à base de silicone *Molloplast-B* para proporcionar a retenção de uma sobredentadura de pilares modificados; a modificação incluiu a criação de rebaixos proximais que o revestimento pode encaixar. Proporcionou maior retenção e estabilidade, além de ser fácil de fabricar (Shernoff et al, 1984). Mais tarde, relatórios clínicos mostraram que a utilização de revestimentos resilientes no alojamento da barra suportada por implantes é um método de retenção valioso na retenção das sobredentaduras. Tem as vantagens de ser altamente retentora, permitindo que a prótese se mova na direcção dos tecidos, e proporciona uma melhor distribuição das forças de mastigação (Adrian et al, 1992; Kiat-Amnuay et al, 1999). Os investigadores também mostraram que os revestimentos resistentes à base de silicone proporcionavam uma melhor retenção de sobredentaduras do que as barras e grampos convencionais. Além disso, eram mais retentivos após múltiplas inserções das sobredentaduras comparáveis a barras e clipes (Shaygan et al, 1993). De um ponto de vista técnico, a adição de um revestimento macio aos pilares dos implantes aumentará a retenção e estabilidade da sobredentadura

(Cain e Mitchell, 1998).

Uma vez que a retenção é conseguida pelo revestimento resiliente, é importante ter uma forte força de ligação entre a interface acrílica da sobredentadura e o revestimento. A discussão detalhada da ligação entre a estrutura em acrílico e os materiais de revestimento é fornecida na secção (1.16).

1.3.5 Desvantagens das sobredentaduras (Basker et al, 1993):

- O seu custo é comparável ao custo de uma dentadura completa, devido à necessidade de tratamento de canal radicular, a utilização de capas de ouro, a necessidade de acessórios e, em alguns casos, são indicados os implantes dentários.
- As cáries secundárias podem ocorrer nas faces radiculares, e requerem uma forma especial de tratamento.
- Demorado, uma vez que são necessários passos adicionais para seleccionar e fixar os métodos de apoio.

A segunda parte desta revisão é a das próteses maxilo-faciais, que são apresentadas no exterior para coincidir com o objectivo do presente estudo

II: Próteses Maxilo-faciais:

1.4 Introdução:

Os defeitos maxilo-faciais podem resultar de cirurgia. Estes ocorrem com pacientes que são submetidos a cirurgia para remover tumores presentes na cavidade oral, variando de porções de maxila a maxillectomia bilateral completa, bem como a cirurgia facial. Também os defeitos podem ser de origem congénita ou anomalias de desenvolvimento, especialmente defeitos de fenda/palatina, bem como muitas síndromes de cabeça e pescoço. Uma terceira causa geral pode ser um trauma resultante de um acidente (tiro de pistola, acidente automóvel), causando a remoção de várias porções de tecidos, quer intra-oralmente (palato) ou extra-oralmente (partes faciais) (Schaf, 1994; Thomas, 2006). Tais defeitos prejudicarão a inteligibilidade da fala pela inclusão inadequada do ar durante a fala, e também reduzirão a eficácia da mastigação (Admisman e Minsley, 1996). Pode haver mudanças na aparência do paciente, efeitos na funcionalidade psicológica e social do paciente, bem como na qualidade de vida do paciente (Newton et al, 1999).

As principais prioridades dos dentistas de prótese maxilo-facial são restaurar a aparência do paciente a um estado aceitável (Beumer et al, 1979), para que as próteses maxilo-faciais resultantes restaurem porções complementares da cavidade oral e estruturas anatómicas próximas, mantendo a saúde dos tecidos duros e moles (Schaf, 1994).

As próteses maxilo-faciais podem ser classificadas como próteses extra-orais, próteses intra-orais, próteses de tratamento, e implantes.

1.5 Próteses extra-orais:

As próteses extra-orais são fabricadas para restaurar partes externas do rosto que foram perdidas, seja acidental ou cirurgicamente devido à presença de cancro. Exemplos são próteses orbitais, próteses auriculares, próteses nasais, e próteses compostas (mais de uma parte) (Schaf, 1994; Thomas, 2006).

1.5.1 Próteses orbitais:

A prótese orbital melhora a aparência facial, quando o conteúdo das órbitas foi removido cirurgicamente e não é possível reconstruir cirurgicamente a deficiência. Deve assemelhar-se ao outro olho sonoro; no qual o globo ocular (porção visual) é feito de resina acrílica (metacrilato de metilo), as porções restantes são feitas de borracha de silicone para simular a resiliência da pele, com a adição de pestanas e sobrancelhas artificiais. A prótese orbital pode ser retida mecanicamente através de adesivos, óculos, implantes, ou ligando-a a um obturador. Recomenda-se ao paciente que use óculos para mascarar ou esconder a periferia aparente da prótese (Schaf, 1994). A falha adesiva das próteses orbitais pode ser eliminada ligando-as a um obturador definitivo utilizando um dispositivo com mola de rebobinagem (Wieselmann-Penkner et al, 2004).

1.5.2 Próteses auriculares:

Uma prótese auricular é concebida para melhorar a aparência do paciente. É fabricada com material de borracha de silicone, e depois colada a uma placa de base acrílica. A prótese pode ser fixada no lado do defeito utilizando um tipo especial de adesivo cutâneo, ou através de implantes (Schaf, 1994). Os implantes seguram os acessórios da barra, e os clipes do acessório são fixados na placa de base acrílica da prótese para evitar qualquer distorção na parte de silicone (Thomas, 2006). A placa de base acrílica retentora deve ser forte, ter espessura adequada e ter resistência de ligação suficiente com o material de silicone. Outros usos do acrílico incluem a sua utilização sob a forma de uma inserção acrílica, que está embutida no material de silicone da prótese para simular a estrutura cartilaginosa da orelha (Disantis, 1984).

1.5.3 Próteses nasais:

As próteses nasais são feitas de borracha de silicone, para simular tanto a cor da pele como a resiliência das estruturas do nariz. É retida no local do defeito por uma retenção combinada adesivo/imansor, na qual o silicone é colado a uma placa de base magnética acrílica que mantém a prótese no lugar, e previne a distorção do silicone (Thomas, 1994). A prótese pode também ser retida por um tipo especial de adesivo de pele ou implante. Ao fabricar uma prótese facial, é feito um núcleo acrílico e depois é embalado silicone sobre o mesmo produzindo a forma final da prótese. A espessura do núcleo acrílico deve ser controlada, para que não afecte a espessura do silicone final (Lemon et al, 1992; Lemon et al, 1993).

1.5.4 Próteses compostas:

Grandes defeitos faciais afectam a psicologia dos pacientes, fazendo-os retirar-se da sociedade devido à sua aparência inaceitável. É difícil restaurar grandes defeitos do rosto através de próteses faciais regulares, que são retidas por meio de um adesivo especial de pele juntamente com uma correia de cabeça que segura o penso que cobre o olho (Schaf, 1994). A resistência de ligação entre materiais de silicone e acrílico é discutida na secção (1.16).

1.5.5 Métodos de retenção para próteses extra-orais:

A retenção de qualquer prótese facial varia de acordo com o tipo de prótese. Diferentes tipos de retenção têm sido mencionados na literatura, tais como colas, molas, sub-cortes anatómicos presentes no defeito (Driscoll et al, 1992; Parr et al, 1983), ímanes (Barron et al, 1983; Parel et al, 1986; Thomas, 1995) e implantes (Baima, 1996; Hooper et al, 2005). Segue-se uma breve descrição de alguns tipos de retenção utilizados na retenção de próteses extra-orais.

1.5.5.1 Adesivos:

Os tipos de adesivos utilizados são silicone, adesivo de base látex, fitas adesivas e gomas de bebidas espirituosas (Bulbulian, 1971). O líquido adesivo é adicionado directamente à parte da prótese que irá aderir aos tecidos, e depois é pressionado contra os tecidos e mantido firmemente até que a ligação inicial se forme. A fita adesiva é de tipo bifacial na qual uma face é presa às bordas da prótese e depois é pressionada contra os tecidos para se ligar à face (Admisman e Minsley, 1996).

Polyzois *et al.* (1993) relataram que a utilização de adesivo cutâneo na fixação de próteses faciais é uma técnica comum. O material adesivo não deve ter qualquer efeito nocivo sobre a pele ou tecidos moles do paciente ou sobre a prótese, e deve ser facilmente aplicável à prótese facial, e não ter odor (Bulbulian, 1971).

A retenção de um adesivo é reduzida por muitos factores, tais como duração de utilização, presença de humidade no momento da colagem da prótese à pele, presença de óleos segregados pela pele, e tipo de material utilizado para o fabrico de próteses faciais (Admisman e Minsley, 1996).

A principal desvantagem dos adesivos é a retenção imprevisível, necessitando da necessidade de uma maior aplicação. Isto causa embaraço aos pacientes em caso de desprendimento, e pode ser difícil remover o adesivo da prótese facial, o que pode danificar a prótese se esta se repetir (Thomas, 1994).

1.5.5.2 Anatomia de subcortes presentes no defeito:

Os rebaixos naturais presentes no defeito podem ajudar à retenção através da extensão da prótese, fornecendo meios de fecho mecânico. Isto eliminaria a necessidade de adesivo, evitando quaisquer forças de desalojamento da prótese, e evitando irritação dos tecidos (Driscoll et al, 1992; Udagama e King, 1983). A enxertia da pele na região de retenção evitará a abrasão da prótese, e deve ser considerada pelo cirurgião como a área preferível para enxerto (Admisman e Minsley, 1996).

1.5.5.3 Ímanes:

Os ímanes são amplamente utilizados em odontologia (dentisteria protética e ortodontia) devido às suas vantagens de proporcionar retenção para a prótese, sendo fáceis de incorporar na prótese, e por serem fáceis de manusear (Riley et al, 2001; Walmsley, 2002). As forças de atracção alcançadas pelos ímanes diferem entre diferentes tipos de ímanes, tendo os ímanes de samariumcobalto as forças de atracção superiores (Sasaki et al, 1984).

Os ímanes têm numerosas utilizações em próteses maxilo-faciais, tais como obturadores retentores (Walter, 2005), e algumas próteses faciais extra-orais.

Na fabricação de próteses faciais como próteses nasais, o silicone é ligado a uma placa de base acrílica que retém a prótese, e os ímanes são fixados nesta placa de base acrílica (Grant et al, 2001; Taft et al, 1996). Deve haver resistência de ligação suficiente entre o silicone e a placa de base acrílica para uma longa durabilidade da prótese. Os ímanes permitem ao paciente aceder facilmente aos pilares resultando numa maior limpeza, ajuste da prótese sem dificuldade, e podem ser utilizados sem a necessidade de ter os pilares dos implantes paralelos (Thomas, 1995).

1.5.5.4 Implantes de titânio:

Os implantes extra-orais osseointegrados fornecem um método eficiente e benéfico para reter próteses extra-orais maxilo-faciais superando as desvantagens associadas aos métodos clássicos de retenção; colas e armações de óculos (Toljanic et al, 2005; Wolfaardt et al, 2003).

Proporcionam estabilidade e melhor retenção para a prótese (Hooper et al, 2005). No entanto, a utilização de implantes osseointegrados é limitada e dependente da espessura adequada do osso, radiografias da região do defeito, e o paciente deve poder suportar financeiramente o seu custo (Marion et al, 1997). No local do defeito, os implantes são fixados numa base rígida, estável, e não móvel de osso. Estes implantes podem ser utilizados com uma fixação adequada sob a forma de uma barra de grampo ou íman sendo fixados numa matriz acrílica retentora da prótese maxilo-facial (Admisman e Minsley, 1996; Taft et al, 1996). O silicone adere quimicamente à placa de base acrílica através de agentes priming. Uma força de ligação suficiente é crucial para o sucesso da prótese facial, e a delaminação do silicone da base acrílica é um problema (Taft et al, 1996).

1.6 Materiais para próteses extra-orais:

Os materiais utilizados para fabricar próteses maxilo-faciais devem ser capazes de simular as características das partes faciais naturais a serem substituídas (Chalian e Phillips, 1974; Craig et al, 2000; Hooper et al, 2005) e devem ter um grau de

- Flexibilidade.
- Suavidade.
- Resiliência semelhante à das partes faciais naturais.

Muitos materiais foram introduzidos com estas propriedades, tais como, polidimetilsiloxano (Lewis e Castleberry, 1980), plastisol vinílico (Sweeney et al, 1972), e poliuretano (Gonzalez, 1978), e acrílico plastificado. Um material ideal deve simular a cor da pele, ser estável, não afectado pela rotina diária regular de lavagem, e não irritante para tecidos moles. Também deve ser adaptável e maleável aos tecidos faciais, capaz de reter cosméticos (Polyzois et al, 1993), livre de solventes, e fluir para as superfícies do molde. Não deve causar qualquer toxicidade à pele, ser de custo moderado, e deve ser reparado ou substituído facilmente sem qualquer dificuldade. Os seus valores de resistência à tracção e ao rasgamento e módulo de alongamento são semelhantes aos da pele humana (Admisman e Minsley, 1996), e devem ser capazes de aderir à pele natural utilizando um tipo especial de adesivo (Chalian e Phillips, 1974; Craig et al, 2000).

O material utilizado para o fabrico de próteses faciais deve ser suficientemente flexível (Andres et al, 1992; Polyzois et al, 1993) porque:

1- É psicologicamente mais aceitável pelo paciente do que uma prótese feita de um material rígido.

2- Permite a reciprocidade das expressões faciais.

3- Utiliza áreas subcotadas presentes no lado do defeito, ajudando na retenção.

Nenhum dos materiais actualmente a ser fabricado tem todas estas propriedades. Os materiais mais populares fabricados são o polidimetilsiloxano (PDMS) (Admisman e Minsley, 1996), e as borrachas de silicone (Craig et al, 2000).

Muitos materiais que têm sido descritos como materiais de revestimento macio podem ser utilizados como materiais extra-orais maxilo-faciais. Tais como acrílico, materiais de silicone, etc.

1.6.1 Materiais acrílicos:

Os materiais acrílicos podem ser utilizados quer sejam rígidos ou macios, mas têm um problema de má estética. A mistura de dois látices de acrílico juntamente com a utilização de um agente de ligação cruzada sob a forma de formaldeído resulta em látices de terpolímero. Têm boas propriedades para serem utilizados como material de prótese extra-oral (Lewis e Castleberry, 1980). Tais propriedades incluem estabilidade de forma e cor, fácil limpeza e coloração da superfície, e ligação química com outros materiais disponíveis no laboratório. As suas desvantagens incluem a incapacidade de simular expressões faciais, extensão restrita nos sub-cortes, retenção limitada para a prótese e dificuldade de ser psicologicamente aceite pelo paciente comparável a materiais moles.

1.6.2 Materiais em silicone:

Os silicones são os materiais mais utilizados para próteses maxilo-faciais (Lai et al, 2002). Têm muitas vantagens, tais como aceitação psicológica pelos pacientes, capacidade justa de simular expressões faciais, capacidade de flexionar para os rebaixos para reter a prótese, e facilidade de coloração intrínseca. As suas desvantagens incluem a necessidade de retenção mecânica, a cor desvanece-se com o tempo, e a sua capacidade de manutenção é menor do que a dos materiais duros. Muitos tipos de borrachas de silicone são adequados, tais como a vulcanização à temperatura ambiente (RTV) e a vulcanização térmica (HV) silicones. O silicone vulcanizante à temperatura ambiente tem propriedades de tensão/drenagem mais próximas das dos tecidos naturais, tornando-o preferível, embora não seja tão forte como os silicones vulcanizantes térmicos (Andres et al, 1992; Braden e Parker, 1997).

1.6.3 Cloreto de polivinilo (PVC):

O policloreto de vinilo é utilizado com um plastificante. O PVC é dissolvido aquecendo-o a uma temperatura específica, e depois arrefecendo-o tornando-o elástico. É caro, e não durável (Braden e Parker, 1997).

1.6.4 Elastómeros de silfenileno:

Os elastómeros de silfenileno têm uma alta resistência à tracção. São materiais transparentes apesar da presença de cargas de sílica, e são fáceis de manchar e pigmentar produzindo uma boa aparência estética, e têm má resistência ao rasgamento (Braden e Parker, 1997).

1.6.5 Poliuretanos:

Os poliuretanos têm dois tipos principais; um poliol poliéster e um pré-polímero terminado com isocianato. Foram utilizados para a construção da prótese maxilo-facial, mas a sua utilização é limitada, devido à sua toxicidade (Braden e Parker, 1997). Também a qualidade das próteses feitas a partir destes materiais depende de um controlo cuidadoso das condições de produção.

6.6 Polietileno clorado:

O polietileno clorado tem boa resistência ao rasgamento, resistência aos UV, bom desempenho clínico e propriedades mecânicas adequadas.

Uma comparação de diferentes propriedades de vários materiais protéticos maxilofaciais é apresentada na Tabela (1.1) (Admisman e Minsley, 1996).

Material	Silicone Vulcanizante à Temperatura Ambiente (RTV)	Silicone Vulcanizante a Temperatura de Calor	Poliuretanos	Polietileno clorado	Cloreto de polivinilo (PVC)
Temperatura de cura °C	22-80	100	75	200	
Facilidade de processamento	Fácil	Fácil	Difícil, devido à alta sensibilidade à contaminação por humidade, toxicidade de componentes, utilização de múltiplos componentes.	Difícil, devido à necessidade de fabrico de moldes metálicos.	Difícil, devido à necessidade de fabrico de moldes metálicos.
Resistência ao rasgamento	Baixo	Alto	Variável	Alto	Baixo
Grau de dureza	Alto (forma não modificada); baixo (forma modificada)	Alto (forma não modificada); baixo (forma modificada)	Variável (depende do rácio de componentes)	Baixo	Inicialmente baixo, mas aumenta com o tempo
Toxicidade	Não tóxico	Não tóxico	Tóxico na forma não curada, não tóxico na forma curada	Não tóxico	Potencialmente tóxico, devido à rápida do ambiente
Aceitação de cores	De pobre para bom	De pobre para bom	Bom a excelente	Bom a excelente	Bom a excelente
Colagem com adesivo	De pobre para bom	De pobre para bom	Bom a excelente	Bom a excelente	Bom a excelente
Capacidade de reparação	pobre	pobre	Bom	Bom	Bom

Quadro 1.1 Uma comparação de diferentes propriedades de vários materiais protéticos maxilo-faciais (Admisman e Minsley, 1996).

1.7 Próteses intra-orais:

As próteses intra-orais podem servir objectivos de alimentação como auxiliares de alimentação infantil, para melhorar a fala como em auxiliares de fala, melhorar a função como em próteses completas, ou promover a cicatrização dos tecidos através da manutenção de pensos cirúrgicos e da remodelação de contornos defeituosos do palato como em obturadores (Keyf, 2001). Têm muitos tipos, como se segue:

1.7.1 Obturadores:

A palavra latina *obturate* significa *"encher"*, portanto um obturador é a parte protética feita para fechar uma abertura. O glossário de prótese define-o como "uma prótese maxilo-facial utilizada para fechar, cobrir ou manter a integridade dos compartimentos oral e nasal resultante de um processo de doença congénita, adquirida ou de desenvolvimento, ou seja, cancro, palato fendido, osteoteoradionecrose do palato". (2005).

Os pacientes que se submetem à maxillectomia têm vários problemas, normalmente associados à sua reabilitação protética, tais como falta de retenção, estabilidade e apoio (Keyf, 2001). A falta de retenção é um grande problema em pacientes com fendas palatinas edêntulas (Watt, 1957). É especialmente importante na presença de uma fístula no palato em pacientes com fissura lábio-palatina (Benington et al, 1979).

O encerramento do defeito assegurará a separação entre a cavidade nasal e a cavidade oral, ao mesmo tempo que ajuda a retenção da prótese pela sua extensão no defeito, envolvendo os subcortes (Admisman e Minsley, 1996; Barclay e Walmsley, 1998). Os obturadores são utilizados para reparar a fala, e restabelecer a mastigação dos pacientes que têm um maxilar defeituoso (Keyf, 2001). O tratamento futuro dos defeitos maxilo-faciais inclui a utilização de implantes dentários de longa duração com tratamento cirurgico micro-vascular para restaurar os defeitos (Parr e Gardner, 2003).

A reabilitação de pacientes que foram submetidos a cirurgia de maxillectomia é realizada por três fases de tratamento, e em cada fase é utilizado um obturador diferente para servir certos objectivos (Jacob, 1997; Schaf, 1994).

1.7.1.1 Obturador cirúrgico:

"Um dos princípios importantes no campo da reabilitação é proporcionar ao doente os benefícios do tratamento de reabilitação antes de ficar gravemente debilitado. Este princípio aplica-se muito particularmente na utilização de obturador imediato ou cirúrgico" (Schaf, 1994). O obturador cirúrgico pode ser referido como um penso, placa de cobertura, ou aparelho de maxillectomia (Anwar, 1989). É fabricado antes de o paciente ser submetido à cirurgia, a partir de uma impressão preliminar na qual uma modificação do molde é realizada na extensão cirúrgica prevista. O fecho dos dentes no lado não afectado é feito para reter a prótese, ou são feitas perfurações laterais na mesma, e o obturador é fixado por meio de suturas, fios, ou parafusos no osso do vómer.

Omondi *et al.* (2004) mostraram que os fechos de Adams nos dentes restantes, podem ser utilizados para reter um obturador cirúrgico. Nenhum dente é colocado neste tipo de obturador, pois pode prejudicar a cicatrização do tecido (Jacob, 1997; Schaf, 1994). É inserido imediatamente após a cirurgia e pode necessitar de modificações, uma vez que a antecipação da extensão cirúrgica é apenas geral. Isto pode ser conseguido através da utilização de revestimentos macios autopolimerizáveis para assegurar um ajuste adequado (Barclay e Walmsley, 1998; Jacob, 1997; Schaf, 1994).

Em geral, de acordo com (Keyf, 2001), os objectivos deste obturador caem em si:

1) Apoio para o penso cirúrgico, evitando qualquer distorção nos enxertos de tecido.

2) Minimização das hipóteses de infecção após a cirurgia.

3) Maximizar a nutrição e a fala após a cirurgia sem dificuldades.

4) Melhoramento da psicologia do paciente.

O paciente usa o obturador cirúrgico durante 5-10 dias após a operação, depois é retirado, e o paciente estará pronto para a segunda fase do tratamento (Jacob, 1997).

1.7.1.2 Obturador provisório (transitório):

Este obturador substitui o obturador cirúrgico, e dura de dois a seis meses (Jacob, 1997). Durante a cicatrização da ferida há mudanças graduais e contínuas nas dimensões do defeito. São utilizados forros de prótese macia autopolimerizantes para o novo alinhamento do obturador cirúrgico, assegurando um contacto íntimo e um ajuste preciso com os tecidos (Admisman e Minsley, 1996).

Os principais objectivos do obturador provisório nesta fase de tratamento (Admisman e Minsley, 1996; Jacob, 1997) incluem:

1) Promoção da cura dos tecidos.

2) Separação entre a cavidade nasal e a cavidade oral.

3) O conforto e a função são mantidos para o paciente.

A mastigação raramente é restaurada com este tipo de obturador (Jacob, 1997), os dentes podem ser colocados anteriormente (Keyf, 2001), e não é aconselhável colocar dentes posteriores; uma vez que podem levar à formação de forças oclusais nos tecidos que prejudicam o seu processo de cura (Admisman e Minsley, 1996). A retenção é crucial para este tipo de obturador, e o tecido contrai-se quando a cicatrização começa a afectar o ajuste do obturador. Consequentemente, o obturador pode ser ajustado, ao longo da utilização de um forro macio de dentadura (Jacob, 1997).

1.7.1.3 Obturador definitivo:

Um obturador definitivo só é fabricado após a conclusão da cura dos tecidos e da contracção dos defeitos, e sem a presença de defeitos (Admisman e Minsley, 1996; Jacob, 1997). Pode ser classificado como o seguinte:

1. Móvel: onde responde ao movimento do paladar mole.

2. Fixo: onde os músculos do palato mole estão sempre em contacto com o velino.

3. Combinação: é fixada com movimentos limitados ou com extensões de revestimento macio em rebaixos.

Os obturadores fixos podem ser fixados à placa base da dentadura ou podem ser removíveis. Podem ser categorizados de acordo com a sua estrutura e propriedades materiais em três tipos principais (Anwar, 1989):

- Obturador de caixa aberta onde a lâmpada é macia; feito de silicone ou acrílico macio, e este tipo está permanentemente preso à base da dentadura.
  - Obturador de caixa oca onde o bulbo é macio e se solta da base da dentadura.

Obturador combinado (luva de silicone) tendo uma caixa oca de acrílico duro com uma luva de silicone que engata os rebaixos. A luva de silicone é retida mecanicamente pela borda inferior presente na caixa de acrílico (Figura 1.1).

As etapas de impressão para um obturador definitivo são

1) Impressão preliminar utilizando hidrocolóides irreversíveis até à profundidade total do lado do defeito (Omondi et al, 2004).

2) A bandeja personalizada é fabricada no molde preliminar para uma impressão precisa do lado cirúrgico (Jacob, 1997).

Uma vez que existem variações no local de defeito e falta de dentes dos pacientes, a classificação do obturador definitivo depende da relação entre os defeitos na maxila após a cirurgia, e os restantes dentes do pilar. Esta classificação facilita a comunicação entre os prostodontistas, e conduz a uma melhoria no desenho do obturador.

A classificação tem 6 classes (Aramany, 1978a; Aramany, 1978b) como segue :

Classe 1: Esta é a classe mais comum. Os dentes estão presentes anteriormente, e a ressecção cirúrgica é realizada na lateral da linha média palatina

Classe 2: O defeito está presente num dos lados da maxila, e a retenção é conseguida pelos dentes anteriores no lado não defeituoso.

Classe 3: O defeito palatino ocorre principalmente no palato duro. A extensão do defeito no palato mole ou é limitada ou não é estendida.

Classe 4: Este é um defeito bilateral através da linha média palatina.

Classe 5: Esta classe é a mesma que a classe 4, com partes do palato mole.

Classe 6: Esta classe é maioritariamente de defeitos congénitos ou acidentais anteriores, em vez de ressecções cirúrgicas.

Outra classificação foi sugerida por Brown JS (2000) com base na descrição do defeito e na especificação do desenho funcional e estético mais provável. A cirurgia de maxillectomia é classificada verticalmente em quatro classificações. As classificações de 2 a 4 podem ser qualificadas horizontalmente numa de três qualificações; maxillectomia alveolar unilateral; maxillectomia bilateral; ou maxillectomia total (Brown et al, 2000).

A construção do obturador definitivo segue as etapas convencionais da fabricação de uma dentadura acrílica completa. Varia de acordo com o local do defeito, e dentes perdidos (Keyf, 2001). Muitas técnicas foram introduzidas na fabricação de um obturador oco aberto e fechado. A sua principal preocupação era fabricar uma prótese leve que fosse bem tolerada pelo paciente (Benington, 1989; Buckner, 1974; McAndrew et al, 1998;

Ramsey, 1990). A importância de ter a lâmpada oca, é reduzir o peso da prótese tornando-a mais aceitável e conveniente para o paciente (Benington, 1989; Buckner, 1974; Hahn, 1972).

A retenção do obturador é conseguida através do fecho dos dentes no lado não defeituoso, também através dos cortes de tecido no lado defeituoso (Keyf, 2001). Os rebaixos de retenção são efectuados por um revestimento resistente colado à superfície externa do obturador (bulbo), e estendido pelo menos 2 mm dentro da parte com defeito (Murray, 1979).

Os implantes dentários são utilizados no lado do defeito para proporcionar retenção, apoio e também para actuar como meio de anti-rotação para a prótese (Roumanas et al, 1997). Além disso, é relatado que uma combinação de implantes zigomáticos e implantes endósseos convencionais pode ser utilizada para obturadores para pacientes que têm ressecção maxilar extensiva (Schmidt et al, 2004). A fixação de barras e clipes pode ser utilizada para reter o obturador da classe III (classificação Aramany), em que o defeito está no palato duro e a arcada dentária é sólida de qualquer cirurgia. Foi relatado que este método proporcionou uma maior estabilidade e retenção da prótese (Etienne e Taddei, 2004).

Alguns papéis preocuparam-se em introduzir novos materiais para a construção de obturadores, resultando numa prótese mais eficaz e resistente, e mais leve em peso do que uma prótese feita de resina acrílica convencional. Tais materiais incluem o silicone (Shimodaira et al, 1994), resina polimerizada por *Eclipse de* luz (Grossmann e Savion, 2005), e *material termoplástico-Polysar* (Didier et al, 1993).

O gráfico seguinte (Figura 1.1) representa uma visão transversal do desenho de um obturador de luvas de silicone ao longo da lâmpada e do material de revestimento.

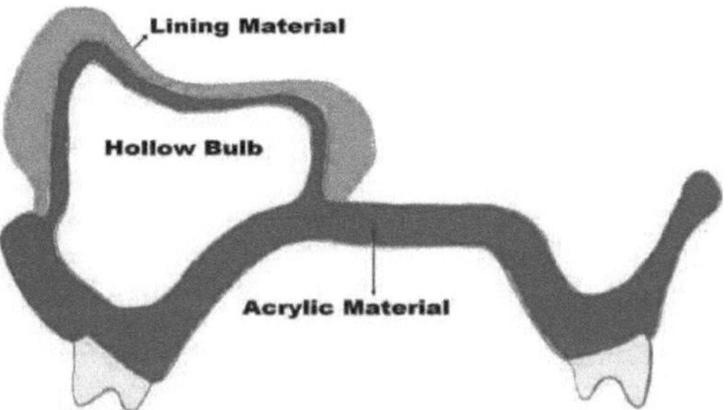

Figura 1.1 Uma vista frontal em corte transversal de um obturador de luvas de silicone.

Devido à necessidade de uma prótese forte para suportar forças mastigatórias sem fractura, o desenho de um obturador pode incluir uma estrutura metálica que melhore a função e a estética (Oki, 2004).

Este desenho segue os mesmos princípios de desenho de uma prótese parcial de prótese removível no que diz respeito à estabilidade, retenção, e função (Keyf, 2001). E tem as seguintes considerações (Admisman e Minsley, 1996):

1- Os fechos são colocados nos dentes do lado não defeituoso. Estes dentes são normalmente adjacentes ao local do defeito e os dentes distais a este local do defeito.

2- Os descansos estão incluídos no quadro de apoio à prótese, e ajuda na retenção indirecta.

3- Conector principal rígido adequado para resistir às forças criadas na prótese durante a função.

1.7.2 Ajudas à fala:

Os auxiliares da fala são usados por pacientes que foram operados à faringe para remover tumores, ou por pacientes com fendas palatinas que têm problemas de fala. A parte do aparelho auxiliar da fala é fixada posteriormente a uma prótese dentária completa convencional. A parte associada à melhoria da fala encontra-se para além do palato mole e estende-se até à abertura palatofaríngea. Controla o refluxo líquido, e modifica a fala ao impedir a fuga de ar (Schaf, 1994).

É relatado que as próteses de ajuda à fala, e os obturadores têm uma maior percentagem na contribuição na inteligibilidade da fala (Bohle et al, 2005).

1.7.3 Próteses de alimentação infantil:

As próteses de alimentação infantil são o segundo tipo de próteses intra-orais. São fabricadas para recém-nascidos que nascem com palato fendido. Enfrentam dificuldades na alimentação (Goldberg et al, 1988). O bebé pressiona o mamilo contra o palato para apertar o leite, mas com a presença de fenda palatina, o mamilo ficará preso na fenda diminuindo a capacidade de criar pressão negativa (Shprintzen, 1992). A prótese palatina é anatomicamente moldada para caber no palato defeituoso, semelhante à do palato natural (Admisman e Minsley, 1996; Osuji,

1995).

Facilitará a alimentação, reduzirá a regurgitação e a possibilidade de asfixia, e evitará que a língua entre no defeito (Goldberg et al, 1988).

Esta prótese é fabricada em acrílico e um forro macio é colado a ela. É usada até ser tomada a decisão de que o paciente tem idade suficiente, e é capaz de se submeter ao procedimento cirúrgico para fechar o paladar (Schaf, 1994).

1.8 Próteses de tratamento:

As próteses de tratamento são indicadas quando fazem parte de um tratamento activo do paciente. Exemplos são as próteses de flange, os pensos protéticos, os exercitadores mandibulares e os aparelhos de radiação.

1.8.1 Próteses de flange:

As próteses de flange são indicadas para pacientes que tenham tido parte da sua mandíbula ressecada cirurgicamente. Esta ressecção provoca o desvio da parte restante para a parte ressecada devido à actividade muscular, afectando a oclusão (Schaf, 1994). São construídas para restaurar segmentos em falta da mandíbula.

1.8.2 Penso protético:

O penso protético é um distintivo como uma prótese personalizada, feito para pacientes que têm grandes defeitos faciais, devido a um acidente ou ressecção de tumores. É normalmente retido por uma correia de cabeça (Schaf, 1994).

1.8.3 Exercitadores mandibulares:

Os exercitadores mandibulares são indicados para pacientes de trismo que não conseguem abrir a boca, porque os músculos responsáveis pela abertura e fecho têm espasmos, ou cicatrizes após procedimento cirúrgico ou fibrose muscular após exposição à radiação. O exercitador é um aparelho semelhante a um parafuso; ajuda a abrir gradualmente a boca, inserindo o exercitador na boca, o que estica os músculos da mandíbula. É necessário um novo aparelho assim que a abertura da boca se torna maior (Schaf, 1994).

1.8.4 Aparelhos de radiações:

Os aparelhos de radiação são fabricados para ajudar no tratamento de radiação. São detidos pela dentadura do paciente, para o posicionamento correcto do núcleo da radioterapia contra o local específico requerido (Schaf, 1994). O revestimento macio pode ser incorporado para proteger tecidos facilmente danificados.

1.9 Implantes:

São fixados dentro de tecidos para restaurar a harmonia normal. Exemplos são os implantes mandibulares (metal), e os implantes faciais (silicone).

1.9.1 Implantes mandibulares (metálicos):

Os implantes mandibulares são utilizados para restaurar a continuidade da mandíbula, após ressecção cirúrgica, devido à presença de um tumor. Uma bandeja de titânio é aparafusada e fixada a outras partes da mandíbula (Schaf, 1994).

1.9.2 Implantes faciais (borracha de silicone):

Os implantes faciais são como próteses de implantes de borracha. São utilizados para restaurar o contorno facial deficiente causado por um acidente, recuperando o aspecto agradável dos contornos faciais (Schaf, 1994).

Os materiais utilizados para a construção de próteses intra-orais são mencionados a seguir.

1.10 Materiais para próteses intra-orais:

Os materiais utilizados para próteses intra-orais devem ser fortes, bio-compatíveis, resistentes às forças oclusais e mastigatórias, e capazes de simular a cor da mucosa oral.

1.10.1 Revestimentos:

Os materiais de revestimento macio consistem em materiais elásticos resilientes que formam uma camada amortecida entre a base da dentadura e a mucosa oral. Os forros são utilizados para melhorar o ajuste de dentaduras mal ajustadas, e para prevenir traumas da mucosa sensível (McCabe, 1998). A durabilidade destes materiais varia de 6 meses a 5 anos, dependendo do tipo de material utilizado (Gonzales, 1994).

1.10.1.1 Classificação dos revestimentos das dentaduras:

Os revestimentos de dentadura podem ser classificados em três tipos; materiais de revestimento duro, revestimentos permanentes de tecido (materiais de revestimento macio), e condicionadores de tecido.

1.10.1.1.1 Materiais de relina dura:

Os materiais de revestimento duro são fornecidos num sistema em pó e líquido. O pó é composto por polimetilmetacrilato, e um peróxido de benzoílo como iniciador, e pigmentos para imitação precisa da tonalidade dos tecidos moles. O líquido é composto por um monómero sob a forma de metacrilato de metilo ou butilmetacrilato, e uma amina terciária para actuar como activador juntamente com um plastificante adequado (McCabe, 1998).

Os materiais de revestimento duro sofrem de diferentes problemas, tais como; alterações dimensionais, baixa temperatura de transição vítrea, e irritação dos pacientes por causa do monómero livre. A sua superfície é porosa, o que pode afectar a aceitação do paciente, e pode tornar-se um local de contaminação por microrganismos, e pode aumentar a espessura da base da dentadura (McCabe, 1998).

1.10.1.1.2 Forros permanentes de tecido:

Um revestimento macio ideal deve ser biocompatível e não deve causar qualquer irritação ou dano. Deve ter uma boa ligação com a base da dentadura, baixa absorção de água, permanentemente resiliente, e não deve permitir o crescimento de microrganismos. Deve ser forte para resistir às forças de manipulação, e facilmente limpo sem ser afectado pelos produtos de limpeza da dentadura (Braden e Parker, 1997; McCabe, 1998). Os tipos de forros permanentes de tecido são os seguintes:

- Acrílico curado a quente:

O acrílico curado a quente é composto por pó e líquido. O pó consiste num polímero como o polibutilmetacrilato, iniciador como o peróxido, e pigmentos. O líquido é composto por um monómero sob a forma de butilmetacrilato, e um plastificante (Jagger, 1999; O'Brien, 2002). A técnica de processamento destes forros é a mesma dos materiais acrílicos de base de dentadura curados a quente. O pó e o líquido são misturados e processados em laboratório e aplicados directamente à base de dentadura (McCabe, 1998).

Tornam-se duras após o processamento, mas tornam-se flexíveis quando são colocadas em água ou num ambiente húmido como a cavidade oral. Após um período de tempo, estes materiais tornam-se duros devido à lixiviação do plastificante (Gonzales, 1994).

• Acrílico curado a frio:

O acrílico curado a frio é o material mais macio, e a sua vantagem sobre o acrílico curado a quente é a possibilidade de aplicação directa na base da dentadura. Torna-se duro num curto período de tempo, e não pode ser considerado como um revestimento permanente de tecido (Braden e Parker, 1997).

• Silicone curado a quente:

O silicone curado a quente é fornecido como pasta composta por um polímero sob a forma de polidimetilsiloxano, e enchimento de sílica como líquido. Pode conter peróxido actuando como um iniciador. Apesar da sua baixa resistência ao rasgamento, são resistentes e têm boa resistência de ligação com a base da dentadura acrílica, especialmente quando são processados contra acrílico fresco (McCabe, 1998). São mais resistentes à solução de limpeza do que aos tipos de cura a frio (O'Brien, 2002).

Ohyama *et al.* (1975) relataram que um material de revestimento de silicone resiliente irá encaixar adequadamente os rebaixos presentes no lado do defeito, proporcionando uma melhor resistência às acções de desalojamento na direcção vertical. Um exemplo de um material de silicone curado a quente utilizado comercialmente é o

Molloplast-B, que adere à base da dentadura pelo grupo metilmetacrilato, ou pelo uso de adesivo de silano (Braden e Parker, 1997).

A resistência de ligação entre os revestimentos à base de silicone curado a quente (*Molloplast-B*), e os materiais de base de dentadura PMMA, é superior e é bem sucedida durante um período de tempo mais longo, em comparação com a resistência de ligação dos materiais de revestimento acrílico curados a quente e a frio (Mese et al, 2005).

- **Silicone curado a frio:**

O silicone curado a frio é fornecido em dois tipos; adição e condensação de silicones. É resiliente, mas sofre de má aderência à base da dentadura acrílica, inchaço e encurvadura, e é menos resistente a soluções de limpeza (O'Brien, 2002). Os silicones de condensação são

fornecido como pasta e líquido. A pasta composta por massa de enchimento, e polímero líquido. O líquido contém um catalisador e um agente de ligação cruzada. Os silicones adicionais são fornecidos como duas pastas (McCabe, 1998).

- **Fluoroelastómero de polifosfazina:**

O polifosfazina fluoroelastómero é fornecido em folhas, e a sua manipulação é semelhante à dos silicones curados a quente (McCabe, 1998).

- **Sistemas de elastómero/metacrilato:**

Um exemplo de Sistemas de Elastómero/metacrilato é o *Novus.* É fornecido como uma pasta única composta por poli-elastómeros de fosfazina. Consegue uma ligação adequada com a resina acrílica (Braden e Parker, 1997).

Os constituintes de alguns materiais de revestimento permanentes comuns, tal como fornecidos pelos seus fabricantes, são mencionados no Quadro (1.2) (Jagger, 1999).

Tipo de material	Componentes	Fabricante
Molloplast-B	Poli(dimetilesiloxano), Acryloxyalkylsilane calor e peróxido y-methacryloxy proppyltrimethoxysilane	Austenal Harrow, Middleesex REINO UNIDO
Flexibase	Poli(dimetilsiloxano), Trietoxissilanol, Dibutil estanho diluído Polímero de silicone	Desenvolvimentos Flexico Londres, Reino Unido
Eversoft	Poli(etilmetacrilato) Dibutyl phathalate Acetato de etilo Álcool etílico Metiletilcetona	Austenal Harrow, Middleesex REINO UNIDO
Coe-soft	Poli(etilmetacrilato) Di-n-butil ftalato Salicilato de benzilo	Laboratórios Coe Illionois, EUA
	Álcool etílico	
Tota	Polímeros acrílicos de cadeia longa e monómeros	StratfordCookson Empresa Nova Iorque, EUA

Quadro 1.2 Componentes de alguns materiais de revestimento permanentes comuns, como fornecidos pelos seus fabricantes (Jagger, 1999).

1.10.1.1.3 Condicionadores de tecidos:

Os condicionadores de tecido são materiais de revestimento macio aplicados temporariamente para servir durante algumas semanas (Braden e Parker, 1997). São utilizados para permitir a cura de tecidos traumatizados ou aplicados após a cirurgia para evitar traumatizar a ferida (McCabe, 1998).

Devem ser suficientemente macios para fornecer uma almofada ao tecido, e devem ser resistentes para resistir às forças de mastigação sem estarem permanentemente deformados (McCabe, 1998). Também devem ser não tóxicos, e não irritantes para os tecidos moles orais (O'Brien, 2002).

Com o tempo, o material perde a sua sua suavidade e torna-se duro, devido à lixiviação do plastificante e do álcool. O álcool lixiviado poderia irritar os tecidos moles, e o plastificante lixiviado poderia reduzir a rigidez das próteses acrílicas adjacentes (Braden e Parker, 1997).

Os condicionadores de tecidos são fornecidos sob a forma de pó e líquido. O pó é polietilmetacrilato, e o líquido é uma mistura de álcool etílico como solvente, e butilftalil butilglicolato como plastificante (Braden e Parker, 1997; McCabe, 1998).

1.10.1.2 Indicações para materiais de revestimento macio:

Os materiais acrílicos utilizados para a construção de próteses intra-orais são materiais rígidos. Não conseguem encaixar os rebaixos, pelo que os forros das próteses são utilizados para melhorar o ajuste da prótese e o conforto do paciente (Ferracane, 1995).

Os forros podem ser utilizados no tratamento de pacientes com dentaduras completas e parciais, onde ocorreu reabsorção de cristas residuais, formando rebarbas que podem ser graves, e também no tratamento de tecidos moles após cirurgia oral (Craig et al, 2004).

São utilizados para melhorar a adaptação, retenção e conforto das próteses acrílicas, e para libertar a pressão do super nervo facial em casos de nervo facial proeminente em cristas fortemente reabsorvidas (Rowe, 1985; Todd e Holt, 1987). São também utilizados sobre proeminências ósseas presentes na cavidade oral, como a presença de torus palatinus no palato, e para aliviar as forças oclusais em caso de cristas do bordo da faca (Craig et al, 2000).

Muitos relatórios técnicos recomendaram a utilização de revestimentos à base de silicone de cura térmica para a retenção e estabilidade de próteses completas e parciais, e para o conforto do paciente. Na dentadura parcial classe I (classificação Kennedy), a melhor forma de encaixar os undercuts distolingues é ligando *Molloplast-B* à estrutura acrílica, porque o acrílico é rígido e não cabe nestes undercuts. Tal procedimento proporciona à dentadura acrílica flanges distolingual semiflexíveis que podem ser manipuladas sobre as cristas mio-hioidóides e não lhes causar danos (Todd e Holt, 1987; Whitsitt et al, 1984).

Os revestimentos resilientes são também utilizados na retenção de sobredentaduras, quer como revestimento de barras que suportam a sobredentadura (Adrian et al, 1992; Cain e Mitchell, 1998; Shaygan et al, 1993) , ou contratando os pilares modificados (Shernoff et al, 1984)

Quando se utilizam forros, deve haver espaço suficiente para o material. A espessura do forro de 2-3 mm é preferível para uma eficácia máxima. Assim, a redução da espessura da base acrílica a favor de uma espessura óptima do forro enfraquecerá a prótese e talvez seja necessário um reforço acrílico sob a forma de placa metálica (Basker et al, 1993; Grant et al,
1994) .

O uso de liners é encorajado em próteses intra-orais maxilo-faciais e em algumas próteses extra-orais. Após a cirurgia de maxillectomia, numerosos tecidos moles e ossos inferiores estão presentes na cavidade oral. Podem ser utilizados como áreas de suporte protético, e isto pode ajudar na retenção intra-oral para a prótese intra-oral (Jacob, 1997). Tais próteses podem incluir obturadores para pacientes que se submetem a cirurgia maxilo-facial ou que nascem com defeitos congénitos como fendas palatinas. Os forros permitirão o engajamento da prótese obturadora nos rebaixos presentes no lado do defeito para reter a prótese (Craig et al, 2000).

A superfície externa do bulbo oco é forrada com um material de revestimento macio e resiliente que envolve a área subcutada do lado do defeito (Anwar, 1989; Murray, 1979; Ohyama et al, 1975), porque os tecidos macios são mais compatíveis com um revestimento resiliente do que a resina acrílica rígida curada ao calor, que pode ser irritante para os tecidos (Anwar, 1989; Hahn, 1972).

A fixação de um material de revestimento resiliente como *Molloplast-B* a um obturador é feita através da embalagem do revestimento na área de subcotamento, uma vez que a embalagem experimental de acrílico é feita para formar uma forte camada resiliente que envolve o subcotamento e segura o obturador (Benington et al, 1979).

Os materiais de revestimento utilizados para resinas acrílicas de dentadura são adequados para serem utilizados na superfície exterior do bulbo do obturador; mais comummente os silicones curados ao calor, e as resinas acrílicas curadas ao calor.
Para algumas próteses faciais, a retenção primária é conseguida através da utilização de um material resistente que é compatível com os tecidos moles (Chalian e Phillips, 1974; Murray, 1979).
Driscoll *et al.* (1992) mencionaram que, uma prótese oculofacial provisória pode ser retida pelo encravamento mecânico do material de silicone nos contra-cortes naturais presentes no defeito orbital sem a necessidade de um adesivo (Driscoll et al., 1992).

O sucesso de qualquer prótese construída a partir de dois materiais diferentes depende principalmente de ter uma ligação satisfatória entre estes dois materiais (Aydin et al, 1999).
Tais próteses incluem próteses dentárias e obturadoras, que são feitas de dois materiais diferentes; as resinas acrílicas que fazem o grosso da prótese e o material de revestimento resiliente que é embalado na superfície de encaixe ou na superfície exterior do bulbo, servindo diferentes funções. Também para algumas próteses faciais, o

material de silicone é quimicamente ligado a uma placa de base acrílica retentora, a qual detém os meios mecânicos de retenção da prótese (Thomas, 1994).

Os estudos de resistência de ligação entre as bases acrílicas e os revestimentos têm como objectivo alcançar uma ligação estável e duradoura entre os dois materiais. A resistência da ligação entre os materiais de revestimento e as bases de dentadura acrílica é discutida na secção (1.16).

1.10.1.3 Limitações de materiais de revestimento macio:

As limitações dos materiais de forro macio incluem má aderência que pode causar o desprendimento do forro devido a uma técnica laboratorial deficiente. A espessura da base da dentadura deve ser suficiente, caso contrário pode fracturar-se. Com o tempo, os forros de base acrílica tendem a deteriorar-se e necessitam de ser substituídos, uma vez que o plastificante tende a lixiviar (Gonzales, 1994). No entanto, é relatada uma durabilidade de 6 anos para um revestimento de dentadura à base de silicone, *Molloplast-B* (Schmidt e Smith, 1983). Instruções adequadas de higiene da dentadura devem ser seguidas, caso contrário a dentadura pode manchar, e ter um mau cheiro (Shay, 2000).

Outros tipos de materiais utilizados para a construção de próteses intra-orais são materiais acrílicos que são discutidos na secção seguinte.

1.10.2 Materiais acrílicos:

Nos anos 1800, as bases de dentadura eram feitas, a partir do marfim e da madeira, e eram retidas mecanicamente através da utilização de diferentes dispositivos como molas. Em 1839, Goodyear apresentou um tipo de borracha termoplástica, que podia ser vulcanizada. Tinha um alto grau de moldagem precisa, podia resistir à degradação biológica, e podia tolerar forças funcionais durante a mastigação, mas era difícil imitar a sombra da mucosa oral, uma vez que a borracha termoplástica era opaca e de cor escura (O'Brien, 2002). Em meados da década de 1930 tornou-se possível a utilização de resina acrílica na medicina dentária. A manipulação do material foi facilitada devido à técnica da massa em que um líquido (monómero) molha o pó (polímero), e continua a molhar até atingir a consistência da massa, e depois a polimerização continua depois de embalar a massa no molde especificado.

As próteses acrílicas são normalmente fabricadas após o investimento da prótese encerada em materiais de gesso utilizando um frasco de duas partes, depois desparafinagem por cozedura do molde. Depois os moldes de gesso são tratados com alginato como meio separador, para selar os poros dos moldes de gesso, impedindo a aderência de resina acrílica aos mesmos. Depois disso, o acrílico da massa é embalado nos moldes e os frascos são bem fechados. Uma prensa pneumática é utilizada para pressionar os frascos a uma pressão suficiente, e os frascos são inseridos em pinças e transferidos para uma unidade de cura, seguindo um ciclo de cura adequado. A dentadura acrílica também pode ser produzida por injecção de acrílico, mas não é normalmente utilizada (McCabe and Walls,

1998).

1.10.2.1 Propriedades dos materiais acrílicos:

Os requisitos da resina acrílica podem ser discutidos de acordo com as propriedades físicas, mecânicas, químicas, biológicas, e diversas.

1.10.2.1.1 Propriedades físicas:

Os materiais acrílicos são materiais esteticamente aceitáveis, uma vez que são fornecidos em tons variáveis, e contêm fibras que imitam os vasos sanguíneos. São dimensionalmente estáveis; a sua temperatura de transição vítrea é suficientemente elevada para resistir à suavidade, e à distorção causada pelo calor, uma vez que os pacientes podem molhar a dentadura em água a ferver durante a noite. As forças de gravidade que tendem a deslocar a dentadura são minimizadas porque a gravidade específica da dentadura é baixa (Craig et al, 2000).

São maus condutores de calor. Têm fraca condutividade térmica que faz com que os pacientes percam parcialmente a simulação térmica da mucosa a ser coberta pela dentadura (Craig et al, 2000). As próteses acrílicas são radiolúcidas, o que dificulta o seu rastreio se tiver sido engolido acidentalmente pelo paciente. Tentativas de resolver este problema prejudicam a estética e as propriedades mecânicas (Clarke, 1997). Tais tentativas incluíam a incorporação de metais na base, mas diminuíram a estética (Lewis e Castleberry, 1980).

1.10.2.1.2 Propriedades mecânicas:

A dentadura acrílica deve ser suficientemente forte para resistir às forças de mastigação. A dentadura deve ter um alto módulo de elasticidade, e uma força de flexão adequada para resistir à fractura, que ocorre normalmente nas dentaduras acrílicas superiores (McCabe and Walls, 1998). A resistência ao impacto do acrílico é importante para evitar fracturas quando a dentadura acrílica cai subitamente, e a dentadura acrílica deve ter dureza suficiente para resistir à abrasão durante a mastigação (Clarke, 1997).

1.10.2.1.3 Propriedades químicas:

Os materiais utilizados para a construção de bases de dentadura devem ser inertes; isto não é reactivo ou solúvel na cavidade oral, e não deve absorver fluidos da cavidade oral (McCabe e Paredes, 1998).

Todos os materiais acrílicos têm pequenas quantidades de monómero livre que é irritante para os tecidos orais. O monómero residual pode prejudicar a respiração dos pacientes, e causar redução da pressão arterial (Pfeiffer e Rosenbauer, 2004). As bases de dentadura são feitas de materiais acrílicos de polimerização térmica, uma vez que contêm uma menor quantidade de monómero livre, do que o acrílico de polimerização automática (Clarke, 1997).

1.10.2.1.4 Propriedades biológicas:

O material acrílico não deve prejudicar o técnico durante o seu manuseamento e processamento. Deve ser não irritante e não tóxico para os pacientes, embora alguns pacientes possam ser alérgicos ao monómero acrílico. Também não deve permitir qualquer acumulação bacteriana (McCabe and Walls, 1998).

1.10.2.1.5 Propriedades diversas:

Os materiais acrílicos devem ter um longo prazo de validade, para melhorar o seu armazenamento por um longo período de tempo sem afectar as suas propriedades. Devem ser fáceis de manusear, manipular, reparar, e não caros. As propriedades dos materiais acrílicos curados a quente, com base na relação pó/líquido 3:1 estão listadas no Quadro (1.3) (Craig et al, 2000).

Propriedade	Valor
Resistência à tracção	55 MPa
Força compressiva	76 MPa
Módulo elástico	3800 MPa
Força de impacto	1 cm.kg/ cm2
Resistência à fadiga a 2500 Ib/in2 (17 MPa)	1.500.000 ciclos
Dureza Knoop	15 kg/mm2
Condutividade térmica	0,0006 cal/sec/cm2
Temperatura de distribuição de calor	95 °C
Contracção da polimerização	6 %
Sorção de água (24 horas)	0,6 mg/cm2
Aderência ao acrílico (tracção)	41 MPa
Estabilidade das cores	Bom
Sabor ou odor	Nenhum
Compatibilidade dos tecidos	Bom

Tabela 1.3 Propriedades da resina acrílica curada a quente (Craig et al, 2000).

1.10.2.2 Classificação dos materiais acrílicos:

Os materiais acrílicos são os materiais mais comuns utilizados para o fabrico de bases de dentadura. A classificação acrílica de acordo com a norma ISO 1567 é apresentada na Tabela (1.4) (McCabe e Paredes), 1998)   Os tipos 1 e 2 são os materiais mais comummente utilizados.

Type	Classe	Descrição
1	1	Polímeros de cura térmica, pó e líquido.
1	2	Processado por calor (bolo de plástico).
2	1	Polímeros auto-empregados, pó e líquido.
2	1	Polímeros auto-empregados, (resinas do tipo pó e líquido pour).
3	-	Termoplástico em branco ou em pó.
4	-	Materiais activados por luz.
5	-	Material curado por micro-ondas.

Tabela 1.4 Tipos de materiais acrílicos segundo as especificações ISO 1567 (McCabe and Walls, 1998).

1.10.2.2.1 Acrílico curado a quente:

Os materiais acrílicos curados a quente são fornecidos como pó e líquido. O pó é um polímero na forma de polimetacrilato de metilo fornecido como partículas de forma irregular ou grânulos produzidos por polimerização em água. O pó é uma mistura de vários componentes adicionados para melhorar algumas propriedades, e manipulação (Ferracane, 1995). Contém iniciador de peróxido, como o peróxido de benzoíla, que varia entre 0,2-0,5 %. O iniciador actua como um catalisador durante a polimerização, e ajuda na polimerização da mistura da massa quando colocada no frasco (O'Brien, 2002).

Os pigmentos são também fornecidos no polímero em pó, geralmente sob a forma de elementos inorgânicos para produzir cores específicas que se assemelham à cor dos tecidos orais. Exemplos de pigmentos incluem óxido férrico (castanho), sulfureto de cádmio (amarelo), e sulfureto de mercúrio (vermelho) (Craig et al, 2000).

O plastificante é incorporado na mistura em pó; ajuda na formação da massa, amolecendo as contas de polímero e permitindo que o monómero se difunda rapidamente entre elas. Contém monómeros de resina acrílica ou metacrilato (O'Brien, 2002).

Para melhorar as propriedades físicas e mecânicas das próteses acrílicas é favorável ter um baixo conteúdo de plastificante juntamente com uma maior distribuição de pesos moleculares.

O monómero de materiais acrílicos é sob a forma de metacrilato de metilo que se difunde entre as esferas do polímero, e a mistura torna-se como gel (O'Brien, 2002). É incolor, de baixa viscosidade, ferve a 100,3 °C, e tem um odor característico (McCabe, 1998). Contém agentes de ligação cruzada, como 1, 4-butileno glicol dimetacrilatos, ou etileno glicol dimetacrilatos. A sua função é diminuir a afinidade das resinas à fissura, reduzindo o potencial de formação de pré-crack. A solubilidade da dentadura acrílica em solventes de natureza orgânica é reduzida, e contrastam o efeito de inibição do oxigénio durante a polimerização. Mas se o seu nível for aumentado, tornará a dentadura acrílica frágil (O'Brien, 2002).

O inibidor é também incorporado no monómero, como a hidroquinona, para conter a polimerização dos componentes do monómero, levando a um aumento do prazo de validade (McCabe e Paredes, 1998).

1.10.2.2.2 Acrílico curado a frio:

O acrílico curado a frio tem uma composição química semelhante à do acrílico curado a quente, excepto que tem um activador químico, como a amina terciária, que inicia a reacção de polimerização; reagindo com o peróxido formando radicais livres que iniciam a reacção de polimerização.

O acrílico curado a frio tem um elevado teor de monómero que actua como plastificante na polimerização. O monómero afecta as propriedades do material acrílico que tende a deteriorar-se uma vez que o monómero tenha lixiviado (Craig et al, 2000).

1.10.2.2.3 Materiais activados por luz:

Os materiais activados por luz estão disponíveis em folhas pré-fabricadas ou em forma de corda de copolímeros acrílicos com uma matriz de dimetacrilato de uretano juntamente com um enchimento de sílica (O'Brien, 2002). Os sistemas de polimerização leve melhoram a retenção, estabilidade e suporte da base da dentadura. Não têm qualquer prejuízo para a saúde, uma vez que estão livres de monómero, e requerem menos tempo de laboratório para a fabricação da prótese. Contudo, é necessário equipamento extra com formação especial para utilizar este sistema, e as próteses fabricadas com estes materiais tendem a ser quebradiças (Grossmann e Savion, 2005).

1.10.2.3 Melhoria das bases de dentadura em acrílico:

As propriedades da base da dentadura acrílica que precisam de ser melhoradas são a resistência ao impacto, resistência à fadiga e radiopacidade do material (Clarke, 1997).

A melhor maneira de melhorar a resistência ao impacto do acrílico é incorporando materiais elastoméricos na estrutura acrílica, ou utilizando copolímeros de elastómeros acrílicos (McCabe and Walls, 1998), ou copolímeros de butadieno, estireno e/ou metacrilato de metilo (O'Brien, 2002). O aumento da resistência ao impacto poderia resultar numa dentadura demasiado flexível (Jagger,

1999) . Os materiais de alto impacto não são amplamente utilizados, uma vez que são caros (McCabe and Walls, 1998).

A resistência à fadiga dos materiais acrílicos é aumentada pela colocação correcta da fibra de carbono no interior do acrílico. Como resultado da inclusão da fibra, a resistência à flexão também é aumentada (McCabe and Walls, 1998), mas a sua utilização é limitada porque requerem mais tempo na fabricação de próteses, e a prótese carece de estética. Além disso, a colocação da fibra depende do posicionamento crítico das fibras, e existe a possibilidade de não se conseguir uma ligação íntima com o acrílico (Clarke, 1997).

Outros tipos de fibras têm sido utilizados, como as fibras de vidro (UHMPE). Elas são biocompatíveis, e inertes (Clarke, 1997). Apesar da melhoria em algumas propriedades mecânicas, eram difíceis de terminar, e exigiam mais tempo (Jagger, 1999).

O reforço das fibras da estrutura acrílica, acrílico curado a quente e a frio utilizando fibras de vidro (stick & stick net), aumentou significativamente a suâ resistência à flexão e isto poderia ser útil para reforçar as dentaduras (Aydin et al, 2002). O aumento da opacidade da estrutura acrílica é realizado com diferentes métodos, tais como a adição de pó metálico que pode deteriorar a base acrílica, e pode resultar em má estética. Também a adição de sais que são inorgânicos, como o sulfato de bário, pode também enfraquecer a base (McCabe and Walls, 1998).

Uma comparação entre os diferentes tipos de materiais utilizados na construção de bases de dentadura é apresentada na Tabela (1.5) (McCabe and Walls, 1998).

Material	Vantagens	Desvantagens
Curado por calor	- Boa aparência. - Fácil de fabricar. - Baixo custo.	- Conteúdo monómero gratuito. - A força de impacto é baixa. - Baixa resistência à flexão. - Não radiolúcido.
Curado a quente, reforçado com	- Melhoria da resistência ao impacto.	Diminuição da rigidez.
Curado a quente, fibra reforçado	- Elevada rigidez. - Força de impacto muito elevada. - Boa translucidez das fibras de polipropileno.	A cor e a superfície são pobres quando são utilizadas fibras de carbono.
Cura automática	- Precisão dimensional. - Maior resistência à flexão do que os acrílicos curados a quente.	- O arrepio é aumentado. - O monómero livre é aumentado. - A cor não é estável. - Falha com a aderência dos dentes.
Luz activada	- Nenhum monómero presente. - Poupança de tempo. - Menos equipamento necessário. - O encolhimento é reduzido.	O módulo de elasticidade é reduzido.

Quadro 1.5 Uma comparação entre diferentes tipos de materiais de base de dentadura (McCabe and Walls, 1998).

A utilização de reforço de fibras na odontologia e a sua importância para diferentes próteses é mencionada na parte III desta revisão.

III: A Utilização de Fibras na Odontologia:

1.11 Introdução:

Os compósitos reforçados com fibras são compostos por duas partes; os constituintes de reforço que transmitem resistência, e a matriz circundante que segura as fibras e as suporta.

O uso de reforço de fibras na odontologia começou em 1960-1970, utilizando fibras feitas de vidro ou carbono para reforçar a base de dentadura de polimetilmetacrilato, e o uso de fibras foi alargado a diferentes campos da odontologia, como pontes coladas de resina, talas ortodônticas e uso directo em clínicas quando se substituem dentes em falta (Kangasniemi et al, 2003).

O aumento das propriedades mecânicas conseguido pelo reforço das fibras foi menor do que o esperado e variou entre diferentes produtos. Deveu-se principalmente à quantidade de fibras incorporadas na resina matriz, que era inferior a 15%, as fibras também não foram suficientemente molhadas (Jancar e DiBenedetto, 1993).

Foram produzidas fibras pré-impregnadas. São de alto teor e bem humedecidas pela resina, e têm um diâmetro controlado (Fereilich et al, 2000).

A utilização de termoplásticos reforçados com fibras em retentores de tecido utilizados no tratamento ortodôntico foi relatada como tendo uma função aceitável (Patel et al, 1992). Estudos posteriores discutindo o uso de policarbonatos de fibra de vidro, indicaram que estes materiais têm propriedades mecânicas adequadas, tornando-os adequados para utilização na fabricação de aparelhos protéticos variáveis, mas a sua resistência de ligação à estrutura dentária era fraca (Altieri et al, 1994). Algumas fibras de carbono foram utilizadas na prótese dentária para reforçar as próteses de polimetilmetacrilato que são suportadas por implantes (Bergendal et al, 1995).

Estudos posteriores mostraram melhorias na resistência à fractura de próteses reforçadas com fibras incorporando diferentes tipos de fibras em reforços tais como fibras de vidro (Vallittu, 1998), polietileno tecido (Samadzadeh et al, 1997). Foram feitos outros melhoramentos na qualidade das fibras e na quantidade de fibras, tornando-as mais aplicáveis aos aparelhos de prótese.

A resistência à flexão da estrutura de fibra composta utilizada para suportar próteses protéticas sobre implantes é de 250 MPa (Ekstrand et al, 1987). Enquanto a resistência à flexão da resina acrílica de dentadura reforçada com fibras de vidro é de 265 MPa (Vallittu, 1996), e é de 200 MPa quando é reforçada com fibras de polietileno (Ladizesky e Chow, 1992).

1.12 Indicações para a escolha de um polímero com reforço de fibra:

Os polímeros reforçados com fibras são seleccionados para próteses sem metal para superar a presença de alergia ao metal, para ter uma excelente estética da prótese que se mistura com os dentes naturais adjacentes, e para ter uma preparação dental mais conservadora causando um desgaste mínimo dos dentes opostos (Freilich e Meiers, 2004).

A prótese é capaz de se colar aos dentes de pilar, e não é invasiva às estruturas dentárias preparadas intracoronalmente. Contudo, não é adequado utilizar próteses reforçadas com fibra quando a humidade não pode ser controlada na boca do paciente durante a cimentação, uma vez que irá afectar a colagem. Além disso, os pacientes alcoólicos não são adequados para serem tratados com tais próteses reforçadas, porque o álcool pode causar a degradação da superfície composta. A fractura e o desgaste das próteses reforçadas com fibras podem ocorrer se o paciente se agarrar a elas. As próteses reforçadas com fibras de longo alcance com mais de dois pônticos, não são recomendadas uma vez que o seu suporte não é conhecido (Rosenstiel et al, 2001).

1.13 Propriedades da FRC:

As propriedades dos compósitos reforçados com fibras são influenciadas por vários factores, como por exemplo:

1- O tipo e quantidade de fibra depende do objectivo proposto da prótese. As fibras de vidro são normalmente utilizadas em produtos de laboratório dentário, o polietileno e as fibras de carbono são utilizadas em aplicações clínicas (Fereilich et al, 2000).
2- A disposição das fibras dentro da estrutura. Tem configurações variáveis tais como configuração unidireccional; que é a configuração mais comum em que todas as fibras são paralelas (Fereilich et al, 2000). Também há configurações tecidas e configurações trançadas. Também a posição da fibra dentro da estrutura da matriz afecta as propriedades do FRC.
3- O método de impregnação de fibras dentro da matriz, quer seja feito pelo clínico ou técnico dentário, quer pela empresa (Freilich e Meiers, 2004).

O tipo de fibras, a sua orientação, e o modo como são molhadas pela matriz afectam as propriedades físicas gerais, e a facilidade da sua utilização.

A resistência das fibras impregnadas que reforçam a resina acrílica base de dentadura autopolimerizante é superior à resistência obtida utilizando fibras não impregnadas. Também o reforço das fibras colocadas no lado de tracção é superior ao das fibras colocadas no lado de compressão (Narva et al, 2005).

As propriedades do material reforçado com fibras, dependem principalmente da direcção do ensaio mecânico para o alinhamento das fibras. Em fibras unidireccionais com orientação paralela, é maior quando a força é paralela à direcção das fibras, e menor quando a força é perpendicular (Fereilich et al, 2000). A utilização de fibras é determinada pela necessidade de se obter a partir da prótese. São utilizadas grandes quantidades de fibras se forem preferíveis elevadas propriedades mecânicas na prótese. As fibras de carbono podem ser utilizadas sempre que a estética não seja uma preocupação principal na prótese. A combinação de estética e boas propriedades mecânicas é obtida pelas fibras de vidro (Fereilich et al, 2000).

Kanie *et al.* (2000) relataram que o aumento da resistência à flexão e do módulo é maior quando as fibras tecidas são colocadas no lado de tensão das amostras de resina acrílica quimicamente curada, em vez de compressão ou lados médios. Também a tenacidade da base da dentadura é aumentada quando uma maior quantidade de fibras é colocada no lado de tensão.

O reforço de fibra de vidro de partes finas de resina de dentadura acrílica curada ao calor é eficaz e aumenta quando o número de fibras é aumentado no caso de partes espessas (Kanie et al, 2000) .

As propriedades flexurais de alguns materiais compósitos comerciais reforçados com fibras são mencionadas no Quadro 1.6 (Rosenstiel et al, 2001).

Material	Tipo de fibra	Arquitectura	Flexural força (MPa)	Flexural módulo (GPa)
Fibrekor	Vidro	Unidireccional	539	28.3
GlasSpan	Vidro	Trança	321	13.9
Ligar	Polietileno	Trança	222	8.3
Ribbond	Polietileno	Leno tecer	206	3.9

Quadro 1.6 As propriedades de flexão de alguns materiais compostos comerciais reforçados com fibras (Rosenstiel et al, 2001).

1.14 A utilização de FRC na reparação de próteses acrílicas:

Os polimetilmetacrilatos têm sido utilizados há décadas para a fabricação de próteses acrílicas removíveis. Eles fornecem uma prótese estética, com propriedades mecânicas suficientes. Tensões de alto impacto podem causar fracturas no acrílico. Muitas tentativas têm sido feitas para reparar as fracturas acrílicas, usando vários tipos de reforço, como arame metálico e malhas. Mas a resina acrílica não se liga quimicamente aos reforços do fio, e é provável que as fracturas voltem a ocorrer. A invenção dos reforços de fibra permitiu a sua utilização na reparação e reforço de próteses acrílicas (Fereilich et al, 2000; Levenson, 1986).

Levenson MF (1986) mostrou que o compósito reforçado com fibras é adequado para reparar a resina de dentadura fracturada, porque tem uma alta resistência à flexão, juntamente com uma boa ligação à matriz de resina (Levenson, 1986).

Os compósitos unidireccionais fotopolimerizáveis e tecidos reforçados com fibras foram utilizados para reparar dentaduras fracturadas de resina acrílica. São adequados para reparar próteses feitas de resinas acrílicas como próteses totais e parciais removíveis, obturadores palatais, e retentores para tratamento ortodôntico (Fereilich et al, 2000).

1.15 Aplicações futuras dos compósitos reforçados com fibras:
1.15.1 Implantes:

O reforço de fibrade implantes pode ser utilizado eficazmente para restaurar vãos curtos, onde são utilizados compósitos reforçados com fibra em vez de metal na construção da estrutura da prótese, dos pilares e dos seus cilindros. Têm vantagens, tais como menor consumo de tempo do que as técnicas convencionais, custo reduzido, melhor ligação mecânica e química com estruturas que a sobrepõem. Têm também melhor estética do que as técnicas convencionais de cerâmica opaca (Fereilich et al, 2000; Freilich e Meiers, 2004), e têm sido utilizados na construção de estruturas associadas a próteses overdentures.

1.15.2 Reforço da dentadura:

As fracturas das próteses acrílicas ocorrem devido ao aumento das tensões de impacto. Foram feitas muitas tentativas para reparar as fracturas utilizando diferentes materiais como fios metálicos (Vallittu e Lassila, 1992), fibras de polietileno (Ladizesky et al, 1992), e fibras de vidro (Solnit, 1991). Mas a utilização de fibras na reparação de fracturas de resina tornou-a adequada, porque têm uma alta resistência à flexão, e uma boa ligação química com a resina.

Kanie *et al.* (2000) relataram que o reforço das resinas de dentadura acrílica curadas a quente utilizando fibras de vidro tecidas é eficaz (Kanie et al., 2002).

A utilização de compósito reforçado com fibra leve no reforço da resina acrílica exigiu tempo extra para cortar as tiras dos compósitos, e para as posicionar correctamente no frasco, e a necessidade de unidade de cura por luz para as curar (Fereilich et al, 2000).

A resistência ao impacto das resinas de dentadura completas de alto impacto, curadas a quente, é aumentada por um factor superior a 2, quando as dentaduras completas são reforçadas com fibras de vidro electrónico pré-impregnado (Kim e Watts, 2004).

A utilização de compósitos reforçados com fibras reforçadas com calor é adequada uma vez que não requer quaisquer passos adicionais, pode ser curado ao longo da resina acrílica. Até agora, a utilização de fibras tecidas para modificação da superfície ainda não foi utilizada.

1.16 A Resistência da ligação entre materiais de revestimento e bases de dentadura acrílica:

A capacidade de manutenção de próteses dentárias e maxilo-faciais feitas de dois materiais é afectada pela resistência de ligação entre os dois materiais, e pela espessura dos materiais. Para uma prótese duradoura, o material de silicone deve permanecer resistente, e bem aderido à base acrílica (Al-Athel e Jagger, 1996; Craig et al, 2004; Kulak-Ozkan et al, 2003; Taft et al, 1996).

As próteses dentárias e obturadoras, que são feitas de material acrílico forrado com um forro resiliente, são relatadas como tendo muitos problemas com o forro. Tais como baixa resistência ao rasgamento, porosidade, absorção de água e suavidade com o tempo (Grant et al, 1994). O principal problema é a falta de uma ligação longa e sustentável com as superfícies acrílicas, resultando em frequentes desbastes da dentadura durante o uso clínico (Amin et al, 1982; Bates e Smith, 1965; Emmer et al, 1995).
Para as próteses faciais, as secreções corporais, o crescimento de organismos e a limpeza agressiva da prótese podem reduzir a sua longevidade. O silicone pode delaminar parcial ou completamente da matriz acrílica retentora (Deng et al, 2004; Taft et al, 1996).

Os investigadores tentaram modificar a superfície acrílica na interface, a fim de criar uma ligação mais estável com o outro material. A alternativa das superfícies acrílicas incluiu a criação de rugosidade na interface usando laser (Jacobsen et al, 1997; Usumez et al, 2004), abrasão de alumina (Takashi, 2001), gravura química (Sarac et al, 2006), usando uma broca acrílica (Jagger et al, 2002), ou usando um primário para aumentar a força de ligação (Kutay et al, 1994).

A espessura do material de revestimento tem um efeito sobre a sua resiliência e a sua força de ligação. A espessura óptima do material de revestimento é de 3 mm, e um aumento adicional da espessura aumentará ligeiramente a sua resiliência (Schmidt e Smith, 1983). Outros estudos sustentaram que a espessura do material de revestimento resiliente deve ser de 2-3 mm de espessura (Kawano et al, 1991; Reeson e Jepson, 1998).
Embora a aspereza tenda a aumentar a área de superfície da ligação, o seu efeito na resistência da ligação é inconclusivo. Pode aumentar a resistência da ligação (Craig e Gibbons, 1961; Sarac et al, 2006), enquanto que Amin *et al.* (1982) indicou que poderia diminuir a resistência da ligação.

O valor da resistência da ligação é variado, e depende dos materiais a serem testados. Polyzois e Frangou (2002), mostraram que a resistência de ligação interfacial entre diferentes tipos de elastómeros de silicone facial e resina acrílica é afectada pelo tipo de elastómero de silicone (Polyzois e Frangou, 2002). Também a força de ligação entre a resina acrílica e o revestimento de silicone é afectada pelo tipo de resina acrílica (Kutay et al, 1994).

A resistência de ligação entre o material de revestimento e a resina acrílica é afectada pelo tipo de ensaio utilizado e pela espessura do material de revestimento (Al-Athel e Jagger, 1996), pela geometria das superfícies de ligação, quer a superfície seja rugosa ou tratada quimicamente (gravada) (Sarac et al, 2006), e pela utilização de agentes químicos de ligação (Takashi, 2001). Kutay *et al.* (1994), relataram que a resistência de ligação do acrílico curado pode ser aumentada por aspereza, e pelo uso de primário adesivo na superfície da ligação (Kutay et al., 1994). Em próteses faciais, a utilização de um primário sobre a resina acrílica aumentará a força de ligação do silicone facial à base acrílica (McMordie e King, 1989).

Foram realizados muitos testes para testar a resistência de ligação entre a base de dentadura PMMA e materiais resilientes, tais como a utilização da resistência à tracção (Aydin et al, 1999; Usumez et al, 2004), resistência à tracção e ao cisalhamento (Polyzois e Frangou, 2002), e o teste de descasque (Deng et al, 2004; Taft et al, 1996). Até agora nenhum estudo investigou tais propriedades entre a interface acrílica reforçada com fibras e materiais resilientes.

O tipo de teste utilizado para testar a resistência da ligação entre dois materiais está intimamente relacionado com a medição da ligação, devido à sua aplicação de carga e ao padrão em que a carga é distribuída para a interface da ligação. O teste de cisalhamento é adequado para examinar a resistência de ligação dos materiais de revestimento resilientes, uma vez que as forças mastigatórias que afectam os revestimentos da cavidade oral estão mais próximas do rasgo e dos testes de cisalhamento (Al-Athel e Jagger, 1996). Por outro lado, é relatado que a resistência de ligação à tracção não é apropriada para testar a resistência de ligação dos liners porque as forças que afectam o liner não estão relacionadas com o teste de tracção (Bates e Smith, 1965).

A resistência à tracção e ao cisalhamento de um material de revestimento de dentadura embalado contra a superfície acrílica da massa é superior à resistência à tracção e ao cisalhamento que resulta do embalamento contra a superfície acrílica curada (Amin et al, 1982; Jagger, 1999).

As falhas da ligação podem ser adesivas, o que resulta na separação completa do revestimento do acrílico, coesivo, o que resulta em rasgar o próprio material do revestimento, sem separação da ligação, ou misturado em que partes do revestimento ainda estão aderidas à interface da ligação.

É relatado que o teste de peel não é adequado para testar a resistência de ligação das próteses dentárias, uma vez que as falhas coesivas presentes com este tipo de teste são mais do que as falhas adesivas (Toljanic et al, 2005). Também Amin *et al.* (1982) indicaram que as falhas adesivas presentes na utilização do teste de tracção estavam sobre as falhas coesivas, enquanto que foi o contrário na utilização do teste de peel. Por outro lado, o teste de peel é adequado para examinar a força de ligação entre a prótese facial e a matriz acrílica retentora em prótese suportada por implante craniofacial, porque o paciente está a agarrar o silicone quando retira a prótese para limpeza, o que causa forças de descasque na interface de ligação (Lai e Hodges, 1999; Taft et al, 1996).

Muitos estudos relataram que a durabilidade dos materiais de revestimento varia de meses a anos. Alguns estudos indicaram 9 anos de vida útil do material de revestimento de silicone curado a quente *Mollopalst-B (Jagger, 1999),* enquanto outros indicaram 4-6 anos de vida útil do mesmo material de revestimento de silicone curado a quente

(Schmidt e Smith, 1983).

É importante mergulhar o liner embalado em água durante um período de tempo antes de iniciar o teste de ligação, porque os materiais do liner têm a tendência de deterioração se não forem colocados em água antes do teste (Braden et al, 1995).

Até agora, muitos investigadores examinaram a resistência de ligação entre os liners e os materiais acrílicos curados a quente, mas não há informação disponível na literatura sobre a resistência de ligação entre silicones (quer sob a forma de liner ou prótese facial) e interfaces acrílicas reforçadas com fibras.

1.17 Finalidades e objectivos do estudo:

Os materiais acrílicos são amplamente utilizados na fabricação de próteses dentárias e maxilo-faciais. Tais próteses incluem próteses removíveis completas e parciais, obturadores acrílicos, e a placa de base acrílica retentora de muitas próteses faciais como as próteses auriculares, nasais, e oculares. Revestimentos resilientes como silicones são utilizados como materiais de revestimento para as próteses dentárias e obturadoras. Uma vez que o forro é colado à superfície adequada da prótese, actua como uma almofada sobre os tecidos moles, distribuindo as forças oclusais e retendo a prótese. Além disso, o silicone facial é utilizado para construir a parte facial das próteses nasais, oculares, e auriculares.

Como mencionado anteriormente, o forro deve ter uma espessura óptima para que possa funcionar eficazmente. A obtenção dessa espessura de revestimento pode reduzir a espessura da base acrílica que, por sua vez, irá enfraquecer a dentadura. Será necessário um reforço adequado para reforçar a base acrílica. As fibras foram incorporadas nas próteses acrílicas para aumentar a resistência das bases acrílicas das próteses dentárias e maxilo-faciais. A ligação do silicone (como forro ou material facial) à base em acrílico é uma questão importante para a manutenção da prótese. Diferentes modificações das interfaces acrílicas foram conduzidas para aumentar a força de ligação com o silicone.

Neste trabalho, as fibras de rede foram colocadas na interface acrílica, introduzindo uma nova abordagem para reforçar as estruturas acrílicas, e alterando a topografia da interface de ligação para melhorar a resistência da ligação com o silicone.

1.17.1 Apontar:

Para testar o efeito da termociclagem na resistência de ligação entre componentes de próteses dentárias e algumas próteses maxilo-faciais, especialmente entre um material de revestimento resiliente e material acrílico PMMA reforçado e não reforçado com fibras.

1.17.2 Objectivos:

1- Para medir a resistência ao cisalhamento entre *Molloplast-B* (curado a quente, material de revestimento de silicone), e material acrílico PMMA com e sem reforço de fibra *StickTech NET.*
Será utilizada no estudo uma máquina de ensaio universal *(Zwick/Roell Z020)*, a uma velocidade de 2mm/minuto em cruz. Antes de realizar os testes mecânicos, alguns grupos de espécimes serão termociclados.

2- Investigar tipos de falhas de ligação presentes antes e depois da termociclagem visualmente e utilizando um microscópio óptico (ampliação X40).

3- Para categorizar estas falhas em três tipos, como se segue:
- Tipo 1: Falhas adesivas; separação completa na interface de ligação entre o material acrílico de PMMA reforçado e não reforçado e o material resiliente do revestimento da dentadura.
- Tipo 2: Falhas coesivas; laceração no material resiliente.
- Tipo 3: Falhas mistas; onde o material de revestimento é parcialmente rasgado e parcialmente separado na interface.

Capítulo 2
Materiais e Métodos

Os procedimentos experimentais globais estão anexados na Figura (2.1), descrevendo o fabrico de espécimes a partir dos materiais listados na Tabela (2.1).

Os espécimes foram fabricados ligando o material de revestimento à interface acrílica. As interfaces em acrílico eram lisas, rugosas, e reforçadas com fibras de rede. Para cada interface acrílica, foram obtidos dois grupos com um total de seis grupos para as três interfaces. Três grupos (um grupo para cada interface acrílica) foram armazenados em água destilada e mantidos na incubadora durante 24 horas a 37 °C, e os três grupos restantes foram colocados num termociclador e termociclados durante 3000 ciclos térmicos. Foi montado um aparelho de teste de cisalhamento especialmente concebido para o efeito numa máquina de teste universal. Cada espécime foi montado na máquina de cisalhamento, e o teste de cisalhamento foi realizado. As forças de desbondagem foram registadas, e os locais de desbondagem foram examinados visualmente por dois observadores, e o tipo de falha foi categorizado em um de três tipos pré-determinados. Uma descrição detalhada das fases de trabalho é mencionada nas secções seguintes.

Nome do Produto	Tipo de material	Lote. Não	Fabricante
Minacryl Universal	Acrílico (pó) de base de dentadura curada ao calor convencional.	A1572B-1 (3Kg)	Minerva Dental limited, Cardiff, Reino Unido
Minacryl Universal	Líquido curado a quente.	L 717-B (5 Ninhada)	Minerva Dental limited, Cardiff, Reino Unido
Molloplast -B	Materiais de revestimento de silicone curado a quente.	050418 2007-04	DETAX Gmbh & Co. KG Ettlingen, Alemanha
Adesivo Primo	Adesivo para relinas de dentadura curadas ao calor, à base de silicone.	050501 2008-05	DETAX Gmbh & Co. KG Ettlingen, Alemanha
Rede Everstick	Fibras de vidro.	AA 00115 2050628- PT-081 2007-06	StickTech, Turku, Finlândia

Quadro 2.1 Os materiais utilizados para o fabrico de espécimes.

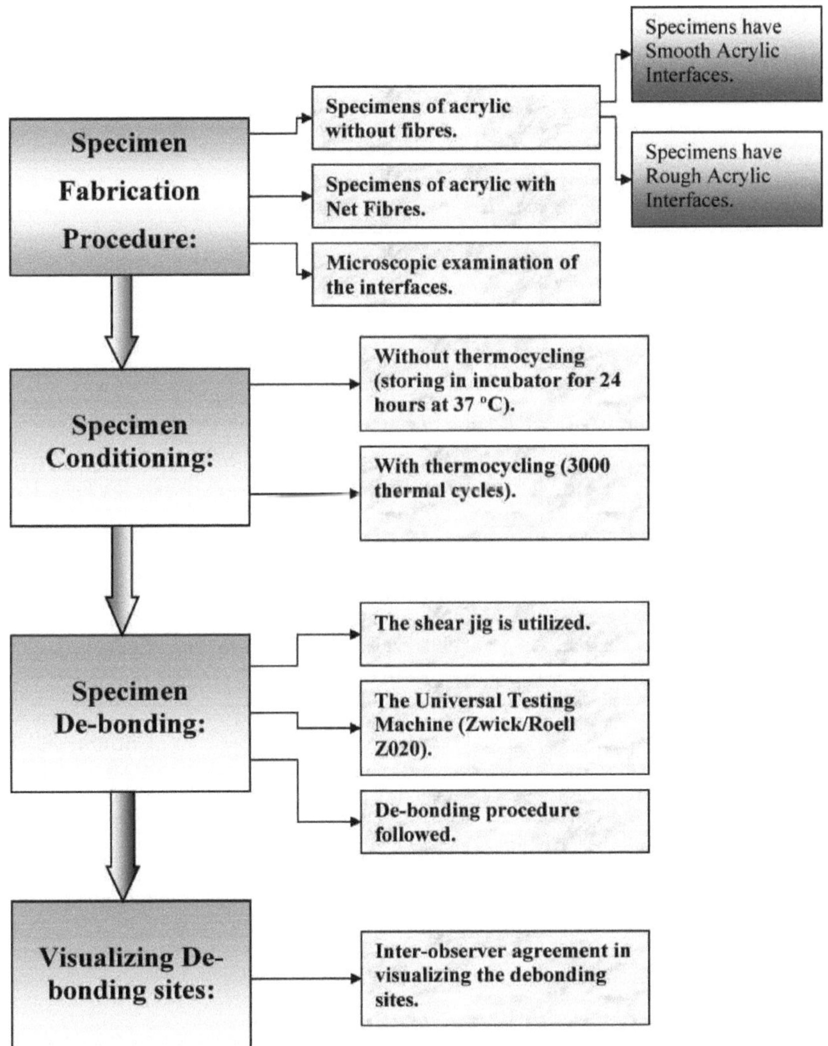

Figura 2.1 Procedimento experimental global associado aos espécimes.

2.1 Procedimento de fabrico de espécimes:

Em geral, os procedimentos estruturais foram seguidos como normalmente utilizados em combinação com uma base de dentadura curada ao calor. O equipamento utilizado para o fabrico e preparação dos espécimes é ilustrado na Figura (2.2), e resumido na Tabela (2.2).

	Equipamento ou dispositivo	Objectivo	Nome da Empresa
A	Prensa pneumática.	Usado principalmente para prensar o acrílico.	Skillbond Limited, High Wycombe, Reino Unido
B	Grampo.	Para fixar os suportes das amostras e para proporcionar estabilização na unidade de cura, evitando a libertação do acrílico.	-
C	Unidade de cura por calor em banho-maria (DEROTOR).	Para a cura do material de revestimento acrílico, e *Molloplast-B*.	Eclipse, Manf dental, Worthing, Reino Unido
D	Micro-motor.	Para conduzir a broca acrílica.	W&H Dental Werk,BURMOOS, GmbH, Alemanha
-	Broca acrílica (cortador de aço).	Para tornar a superfície acrílica áspera.	Skillbond limited, High Wycombe, Reino Unido

Tabela 2.2 Os equipamentos e dispositivos utilizados para o fabrico de espécimes.

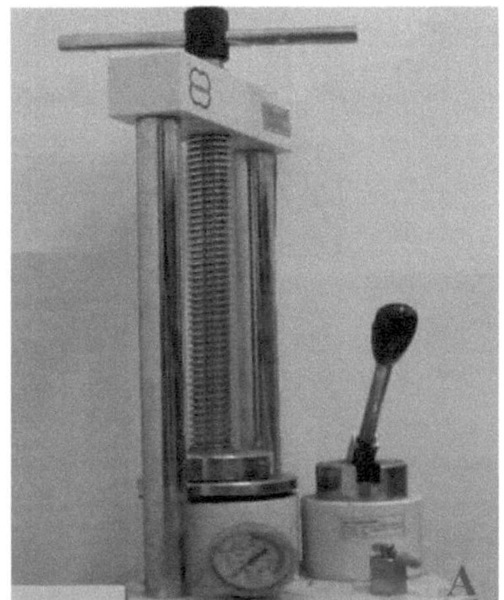 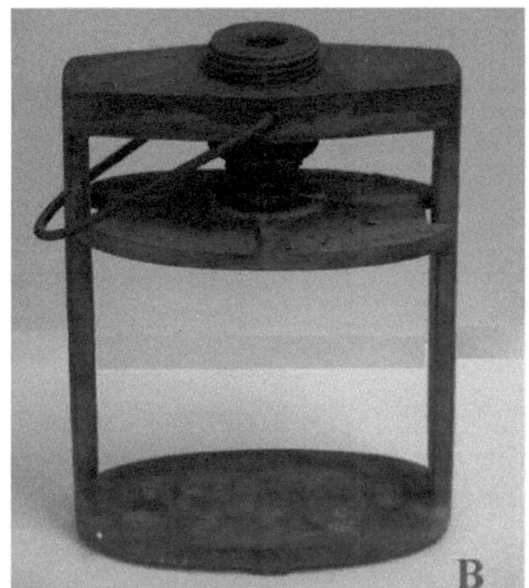

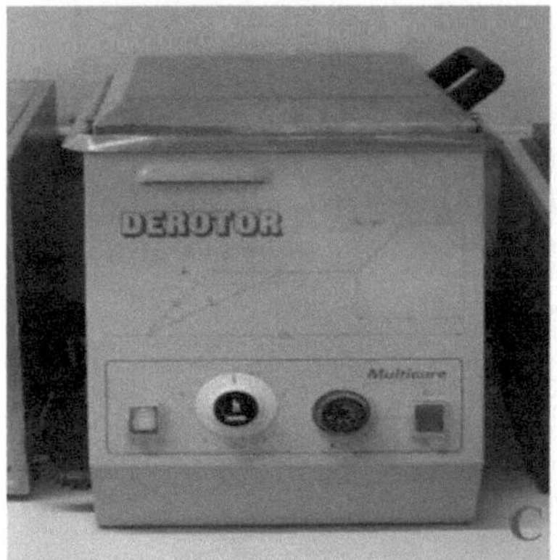 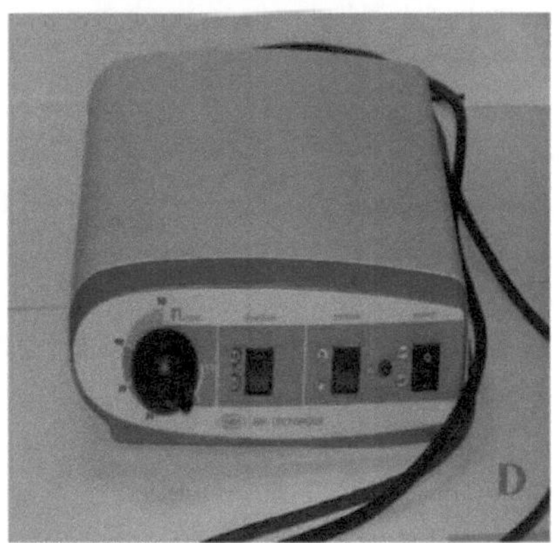

Figura 2.2 Equipamento utilizado na fabricação das amostras. (A) Prensa pneumática. (B) Grampo. (C) Unidade de cura. (D) Micro motor.

2.1.1 Fabricando amostras de interfaces acrílicas lisas e rugosas:

Geralmente, os espécimes eram compostos de material de revestimento mole, *Molloplast-B* ligado ao *Minacryl Universal* PMMA curado a calor. Foram obtidas três superfícies acrílicas com texturas diferentes na interface. As três superfícies eram lisas, reforçadas com fibra *Sticktech Net* e superfícies rugosas.

137 espécimes foram fabricados, 43 eram superfícies acrílicas lisas na interface, 48 espécimes foram reforçados com fibras *Sticktech Net* na interface, e 46 espécimes eram superfícies acrílicas rugosas na interface. Os materiais de revestimento *Molloplast-B* foram ligados a essas diferentes interfaces.

Foram utilizados moldes de latão (suportes de espécimes) (Φ= 14 mm) (Manchester Medical School Engineering Workshop, Manchester, Inglaterra) para preparar todos os espécimes. O pó e o monómero de acrílico foram misturados de acordo com as instruções do fabricante (2,34 gm/1 ml) (relação pó/líquido). O pó foi adicionado ao líquido e mexido lentamente durante 30-40 s. A mistura atingiu a fase de massa em 5 mins ± 2 mins, à temperatura ambiente de 23 °C ± 2 °C, e manteve-se funcional durante 20 mins, (de acordo com as instruções do fabricante).

O frasco de mistura era coberto para evitar a evaporação do monómero, e a mistura era verificada até se atingir a fase de massa; que era o estado de embalagem do acrílico. Colocou-se um molde de latão sobre uma superfície plana, e inseriu-se um rolo da massa. Colocou-se uma placa metálica plana sobre a parte superior do molde para comprimir a resina acrílica. Os moldes foram colocados entre as duas garras de uma prensa pneumática, e o acrílico foi comprimido a 50 bar durante 5 minutos. Em seguida, os moldes foram fixados numa pinça, e transferidos para a unidade de cura por banho de água.

As pinças foram asseguradas para serem totalmente cobertas por pelo menos 5-7 cm de água e foi seguido um longo ciclo de cura (de acordo com as recomendações do fabricante). A duração do ciclo de cura foi de 6,*A horas, e os seus parâmetros foram os seguintes:

1. 0 °C - 60 °C em 1.*A horas.
2. Manutenção a 60 °C durante 3 horas.
3. A 95 °C durante as últimas 2 horas.

Os espécimes foram fabricados e colocados em unidade de cura e deixados para serem curados durante a noite. No dia seguinte, as pinças foram abertas, e os moldes foram libertados das superfícies metálicas, e o flash acrílico sobre as jantes dos moldes de latão foi aparado. O nível de acrílico estava assegurado ao mesmo nível da borda do molde (Figura 2.3).

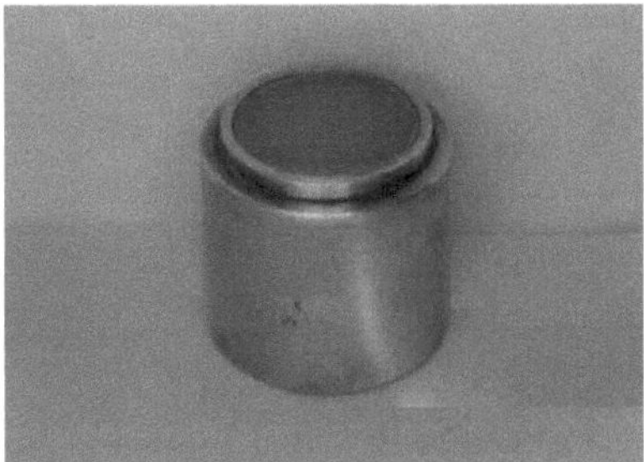

Figura 2.3 O acrílico curado na interface é assegurado de estar dentro do mesmo nível do aro do molde.

Duas escovas consecutivas de um adesivo primo foram escovadas sobre as superfícies acrílicas, e depois as superfícies acrílicas foram deixadas na bancada durante 90 minutos (de acordo com as instruções do fabricante).

Foram preparados discos de teflon (PTFE) (externo Φ= 18 mm, interno Φ= 8 mm, espessura= 3 mm) (grupo de investigação de biomateriais, Manchester Dental School, Manchester, Inglaterra) (Figura 2.4). Os discos funcionaram como moldes para embalar o revestimento moleMolloplast-B nos mesmos. Os discos foram colocados sobre as superfícies acrílicas na interface, e foi assegurado que os discos estavam deitados sobre a borda do molde de latão. E foi verificado que não havia espaços entre os discos e o molde de latão.

Para cada amostra, uma pequena quantidade de *Molloplast-B* foi retirada do recipiente e colocada no disco, e imediatamente foi prensada contra a superfície acrílica. Foram usadas luvas, para que as mãos não contaminassem o material de revestimento. As superfícies metálicas planas cobriram a superfície exterior dos discos, e pressionou-se o *Molloplast-B*.

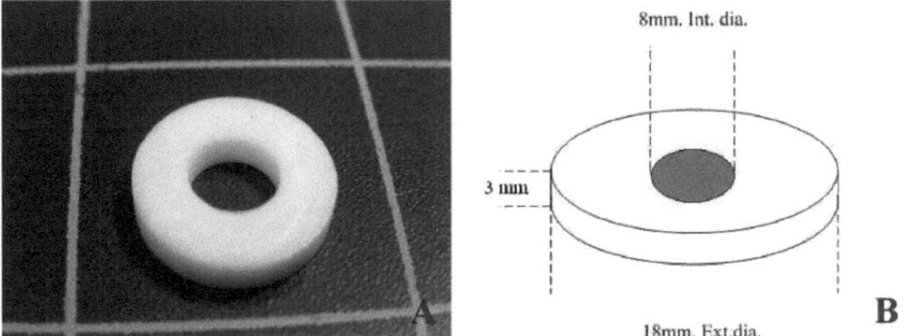

Figura 2.4 Molde de teflon utilizado para embalar *Molloplast-B*. (A) Uma fotografia e (B) um diagrama com as dimensões do molde.

Os moldes de latão juntamente com os materiais de revestimento foram inseridos entre as duas pegas de uma prensa pneumática. Foram prensados suficientemente a 5 bares durante 5 minutos, de modo a que o revestimento enchesse os moldes de Teflon, e o excesso fosse removido. Em seguida, os moldes ao longo dos discos foram fixados em pinças, e inseridos na unidade de cura em banho-maria.

O ciclo de cura seguido foi o mesmo seguido na cura de *Molloplast-B* em laboratórios de acrílico no Manchester Dental Hospital, Inglaterra. A duração do ciclo foi de 6.'A horas, e os parâmetros do ciclo de cura foram os seguintes:

1.	0 °C - 100 °C em 2 horas.
2.	Ebulição a 100 °C em 2 horas.
3.	As restantes 2 horas, a máquina cairá automaticamente para 95 °C.

Seguiu-se a cura nocturna, que permitiu que os frascos arrefecessem gradualmente. No dia seguinte, as pinças foram abertas e os moldes foram retirados das pinças. Os discos de Teflon foram removidos, tendo os materiais de revestimento *Molloplast-B* totalmente curados e colados a superfícies acrílicas. Os excessos de *Molloplast-B* sobre as superfícies acrílicas foram aparados com escalas.

A figura (2.5) mostra um diagrama ilustrativo da fabricação de amostras.

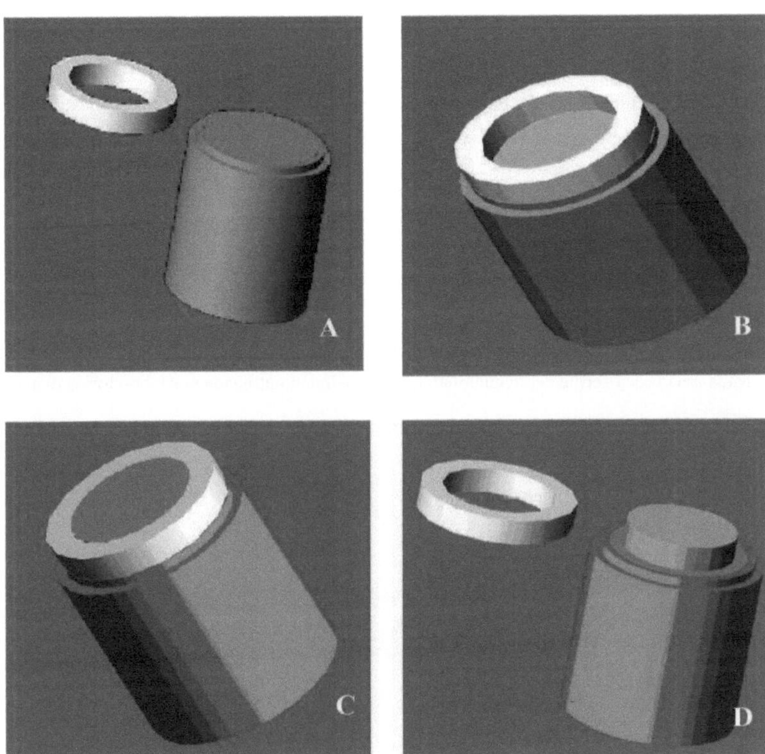

Figura 2.5 Embalagem do *Molloplast-B*. (A & B) O disco é colocado sobre o aro de latão.(C) O Molloplast-B *é* embalado nele e o molde de latão movido para a unidade de cura.(D) O revestimento após a remoção do disco.

As três diferentes interfaces obtidas foram lisas, reforçadas com fibra *Sticktech Net* e superfícies rugosas.

43 amostras foram feitas pressionando e embalando a massa acrílica contra placas metálicas lisas e planas, resultando em superfícies acrílicas lisas e curadas nas interfaces. Depois *o Molloplast-B* foi embalado de acordo com o método anteriormente mencionado. O grupo 1 incluiu 20 amostras, e o grupo 2 incluiu 23 amostras.

46 espécimes foram fabricados através da embalagem de *Molloplast-B* a interfaces acrílicas rugosas. Os moldes de espécimes foram feitos pressionando e embalando a massa acrílica contra placas metálicas lisas e planas, resultando em superfícies acrílicas lisas e curadas nas interfaces. A broca acrílica foi utilizada para criar rugosidade nas interfaces.

A técnica de criar rugosidade nas superfícies lisas foi a seguinte:

1.   Foi utilizada uma broca acrílica convencional, que é igualmente utilizada nos laboratórios dentários para

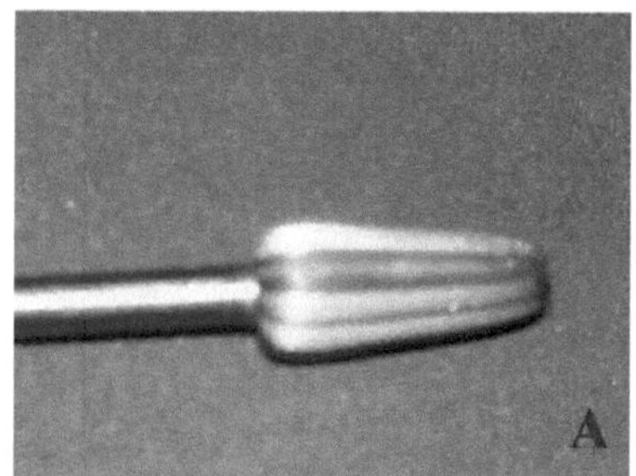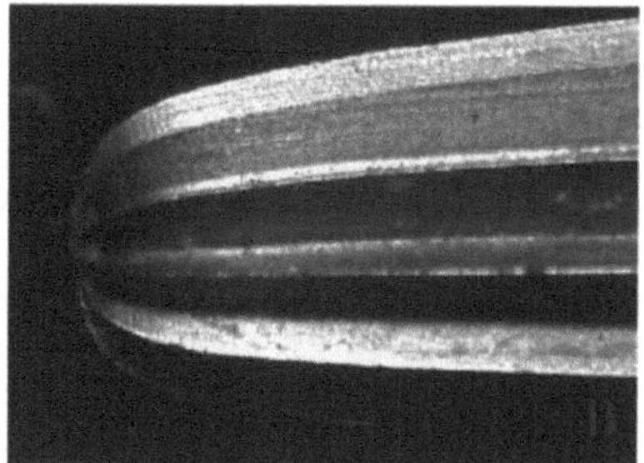

Figura 2.6 (A) a broca acrílica utilizada para o desbaste. (B) X40 micrografia ampliada do

aparar as próteses acrílicas (Figura 2.6).

ponta da broca utilizada.

2.   Foi utilizado um micro motor com velocidades variáveis. O ponteiro da velocidade foi colocado em 10 que é igual a 10.000 rpm (revolução por minuto).

3.   A cabeça da broca foi conduzida sobre a superfície acrílica utilizando uma leve pressão. Depois foi movida em movimento rotativo. Os círculos de bloqueio foram feitos no sentido dos ponteiros do relógio até a rugosidade cobrir toda a superfície, e o brilho acrílico desapareceu, (Figura 2.7). Utilizando o microscópio óptico, foram capturados micrografos da superfície acrílica antes e depois da criação da rugosidade (Figura 2.9).

Esta técnica foi adoptada depois de experimentar muitos modos para criar alguma rugosidade em superfícies acrílicas semelhante à que está a ser criada pela *StickTech Net* Fibres. Em seguida, o adesivo primo foi escovado sobre as superfícies rugosas, e *o Molloplast-B* foi embalado contra elas de forma semelhante ao que foi seguido para os espécimes de outros grupos. O grupo 5 incluiu 23 exemplares, e o grupo 6 incluiu 23 exemplares.

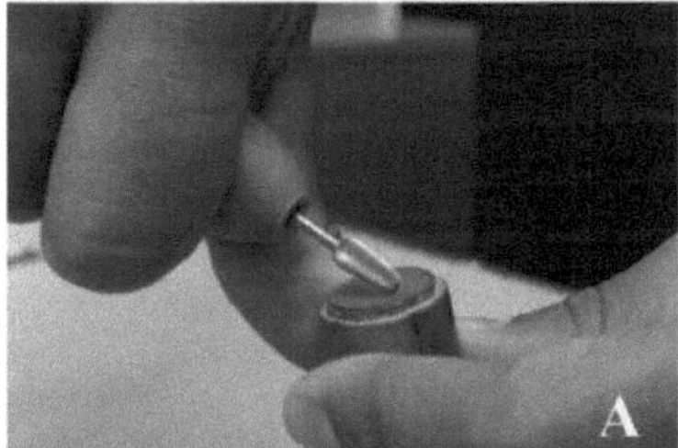
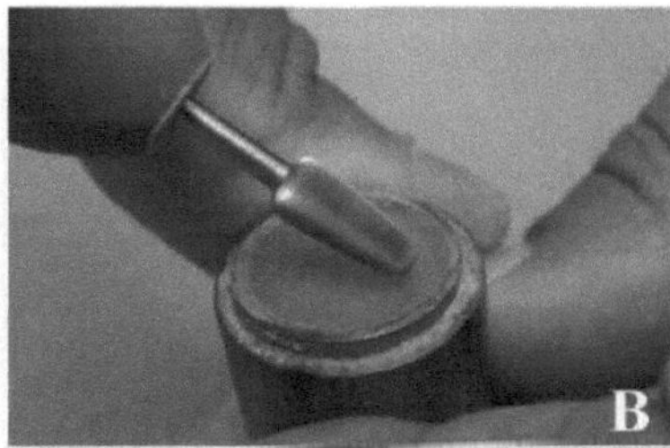

Figura 2.7 A&D Ilustrar a forma como a broca acrílica foi conduzida sobre a superfície acrílica. A ponta da rebarba rugia a superfície.

Foram captados micrografos para as três diferentes superfícies acrílicas, usando um microscópio óptico com ampliação de x 40 (Figura 2.10). São apresentados micrografos de fibras de rede coladas ao *Molloplast-B*, superfície acrílica, e a rugosidade das superfícies acrílicas feitas pelas fibras (Figura 2.11).

2.1.2 Fabricar amostras de interfaces reforçadas com fibras de rede:

48 espécimes foram fabricados através da embalagem de *Molloplast-B* a interfaces acrílicas reforçadas com fibras *Sticktech Net*. As superfícies acrílicas foram reforçadas nas interfaces, colocando folhas circulares das fibras de rede (Φ= 14 mm) sobre as superfícies acrílicas quando os acrílicos foram prensados numa prensa pneumática. Os moldes foram curados na unidade de cura, seguindo os mesmos parâmetros mencionados anteriormente. Depois de remover os moldes das pinças, o adesivo primo foi escovado sobre as interfaces acrílicas reforçadas com fibras de *rede*, e depois *o Molloplast-B* foi embalado contra as interfaces, como mencionado anteriormente. O grupo 3 incluiu 25 amostras, e o grupo 4 incluiu 23 amostras.

A figura (2.13) apresenta diferentes micrografias de fibras de rede coladas a ambas, *Molloplast-B* e superfícies acrílicas e a rugosidade criada nas superfícies acrílicas.

2.1.3 Avaliação microscópica das interfaces:

Foi utilizado um microscópio óptico (Figura 2.8) para captar micrografos das superfícies acrílicas nas interfaces. E foi também utilizado para determinar o modo de falha da ligação em locais de desbondagem pouco claros.

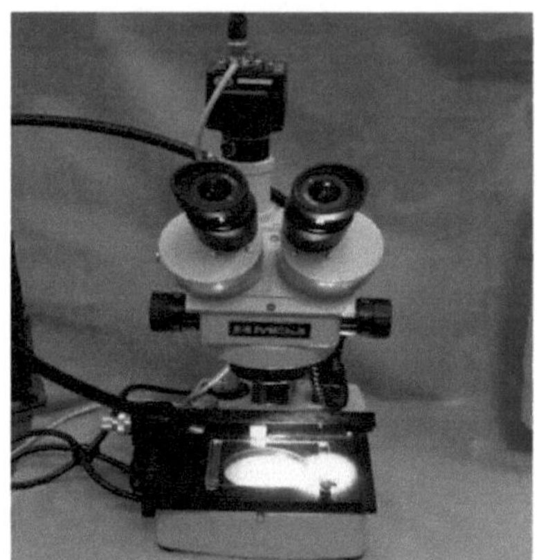

Figura 2.8 Microscópio óptico utilizado na captura de micrografos das interfaces.

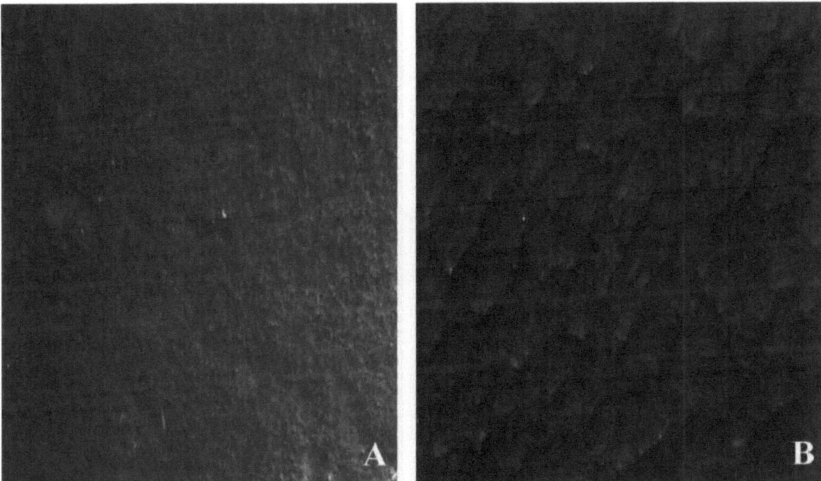

Figura 2.9 Descrição da rugosidade criada sobre uma superfície acrílica seguindo a técnica de rugosidade. (A) Superfície acrílica antes do desbaste e (B) superfície acrílica após o desbaste.

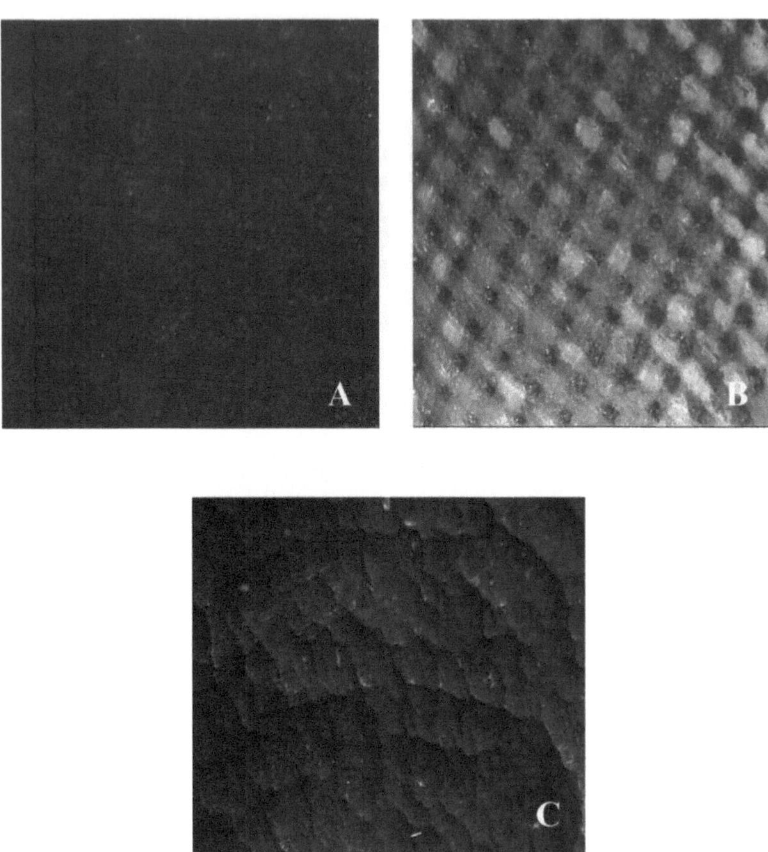

Figura 2.10 As três diferentes superfícies acrílicas obtidas na interface a que *o Molloplast-B* foi colado. (A) As superfícies lisas resultaram da embalagem do acrílico contra a superfície metálica plana. (B) *StickTech Net* Fibres colado ao acrílico na interface. (C) Superfícies acrílicas rugosas criadas através de rebarbas de acrílico.

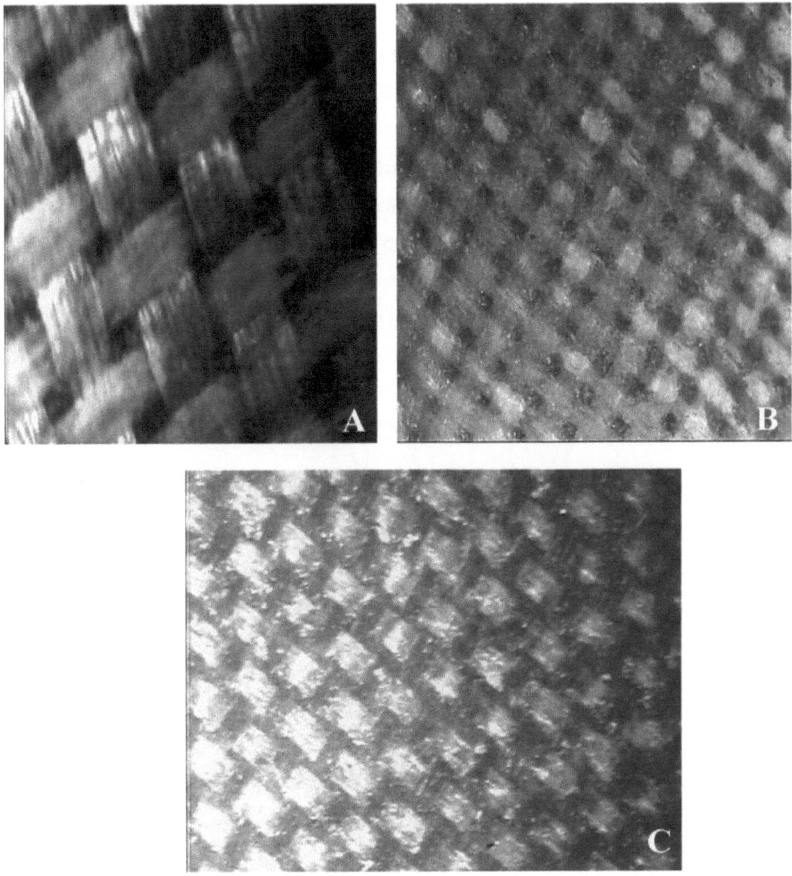

Figura 2.11 Três micrografias diferentes de fibras líquidas coladas ao forro, à superfície acrílica e à rugosidade criada pelas fibras na interface. (A) Fibras coladas ao *Molloplast-B*. (B) Fibras de rede coladas à superfície acrílica. (C) Rugosidade criada na superfície acrílica depois de descascar as fibras da rede da mesma.

2.2 Condicionamento do espécime:

Havia dois tipos de condicionamento de amostras; armazenamento em incubadora e termociclagem para 3000 ciclos térmicos.

2.2.1 Grupos de espécimes não termociclados:

Os espécimes de alguns grupos foram armazenados numa incubadora (Figura 2.12) e depois foi realizado o teste mecânico. As amostras de outros grupos foram termocicladas e depois realizou-se o teste mecânico.

Os espécimes dos grupos 1, 3, e 5 foram armazenados numa incubadora a uma temperatura fixa de 37 °C ± 1 °C durante 24 horas e depois foi realizado o teste de ligação de cisalhamento.

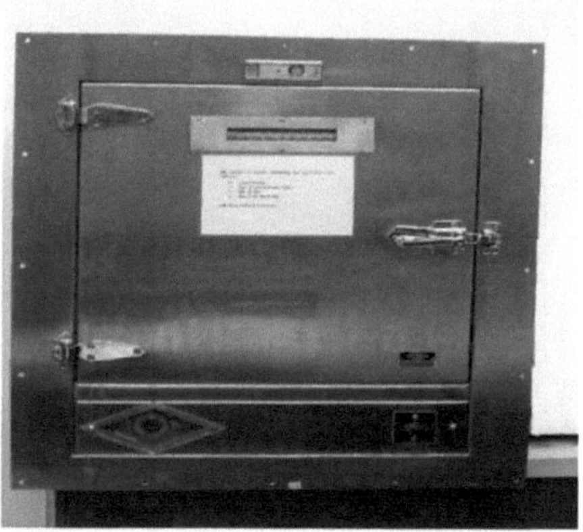

Figura 2.12 A incubadora utilizada para armazenar grupos de espécimes não termociclados (Grupos 1, 3, e 5)

2.2.2 Grupos de espécimes termociclados:

Os espécimes dos grupos 2, 4, e 6 foram colocados num termociclador e foram termociclados durante 3000 ciclos, a 500 ciclos em cada dia. Após seis dias os espécimes foram colocados em incubadora a 37 °C ± 1 °C durante 24 horas, e depois foi realizado o teste de ligação de cisalhamento. O objectivo do termociclador é criar tensões térmicas nos materiais restauradores durante a sua função na cavidade oral. Diferentes materiais restaurativos têm diferentes coeficientes de expansão térmica. Todos os materiais restauradores estão sujeitos a variações de temperatura na cavidade oral durante o consumo de alimentos. Por exemplo, o paciente comerá uma refeição quente, e depois beberá água fria. Os materiais restaurativos comportar-se-ão de forma diferente sob esta variação de temperaturas.

- **O Termociclador** (Figura 2.13): É utilizado para induzir tensões térmicas nos materiais restauradores (que têm coeficientes diferentes de expansão térmica), simulando as induzidas intra-oralmente durante o consumo de alimentos e líquidos. O termociclador é composto por:

1.   Dois caminhos de água; banhos frios e quentes.

2.   Unidade de controlo que mostra as temperaturas dos banhos frios e quentes, o número de ciclos decorridos, e o tempo de permanência.

3.   Um cesto para segurar as amostras e uma pega que move o cesto entre os dois banhos a intervalos fixos.

4.   Termopar.

Os parâmetros do termociclador foram definidos da seguinte forma

•   A temperatura do banho quente é de 55°C ±1°C.

•   A temperatura do banho frio é de 5°C ±1°C.

•   E o habitar está definido para 1:0, o que se assemelha a 60 segundos. O gelo foi utilizado para manter fixa a temperatura do caminho frio.

•   O modo de ciclismo foi interrompido (500 ciclo/dia).

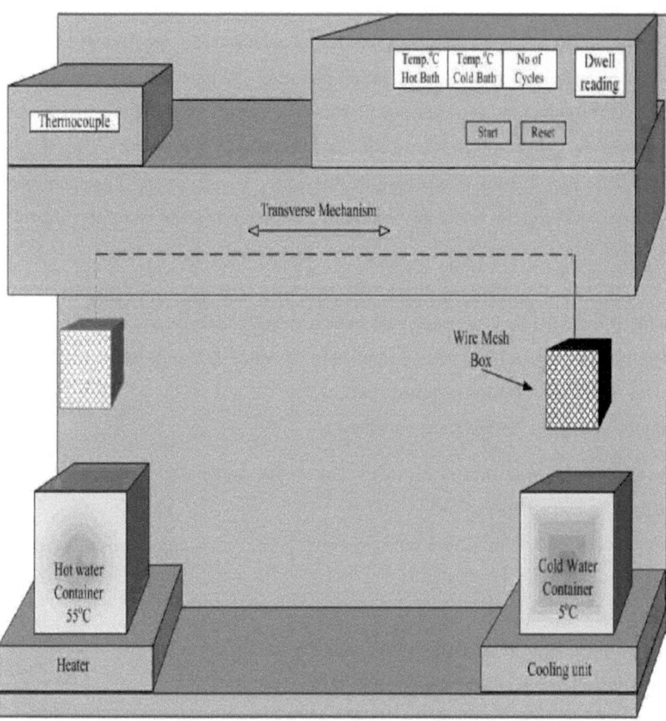

Figura 2.13 Máquina termocicladora utilizada na termociclagem dos espécimes. As peças são etiquetadas.

As amostras foram colocadas no cesto e as temperaturas dos banhos frios e quentes foram verificadas a 5 °C, e 55 °C respectivamente. Quando o termociclador foi ligado ao cesto desceu em quatro segundos, até as amostras estarem completamente imersas no banho frio e permaneceram imersas durante 16 segundos. Depois a pega puxou o cesto para cima e levou 15 segundos a mover o cesto de amostras do banho frio para o banho quente, onde o cesto ficou imerso durante 17 segundos. Depois, a pega devolveu o cesto ao ponto de partida em 10 segundos. O tempo total de permanência para todo um ciclo foi de 62 segundos ± 2 segundos.

As temperaturas dos banhos de água do termociclador eram semelhantes às temperaturas a que os materiais restauradores são submetidos na cavidade oral após o consumo de alimentos e bebidas. É proposto que cada pessoa tome três refeições por dia. 3000 ciclos serão de pé durante mil dias de utilização de próteses, que têm o *Molloplast-B* colado a superfícies acrílicas, pelo que 3000 ciclos serão de pé para examinar a força de colagem entre o *Molloplast-B* e a superfície acrílica após o uso da prótese durante cerca de três anos.

O quadro (2.3) apresenta um resumo dos espécimes e dos seus grupos.

Grupo	n =	Superfície acrílica na interface	Condições
1	20	Suave.	Armazenamento (37 °C /24 h).
2	23	Suave.	3000 ciclos térmicos.
3	25	*Rede TWe-Reinforçada.*	Armazenamento (37 °C /24 h).
4	23	*Rede TWe-Reinforçada.*	3000 ciclos térmicos.
5	23	Áspero.	Armazenamento (37 °C /24 h).
6	23	Áspero.	3000 ciclos térmicos.

Quadro 2.3 Um resumo dos grupos apresentados na experiência.

2.3 Descolagem de espécimes:

O teste de ligação de cisalhamento foi realizado após os espécimes terem sido acondicionados. O teste foi realizado utilizando um dispositivo especialmente concebido para o efeito. O jig foi instalado numa Máquina Universal de Testes, Zwick/Roell (Z 020) e o teste de cisalhamento foi realizado.

2.3.1 Shear Jig (Figura 2.14):

Foi concebido, e fabricado em casa (oficina de engenharia da escola de medicina de Manchester, Manchester, Inglaterra). Possui os moldes de latão (suportes de espécimes) (Φ= 14 mm) (oficina de engenharia da escola médica de Manchester, Manchester, Inglaterra), que contêm os espécimes. O material de revestimento projectar-se-á através da parte deslizante do aparelho, que por sua vez transformará a força de compressão da célula de carga da máquina de Ensaio Universal, numa força de corte na interface entre os dois materiais colados.

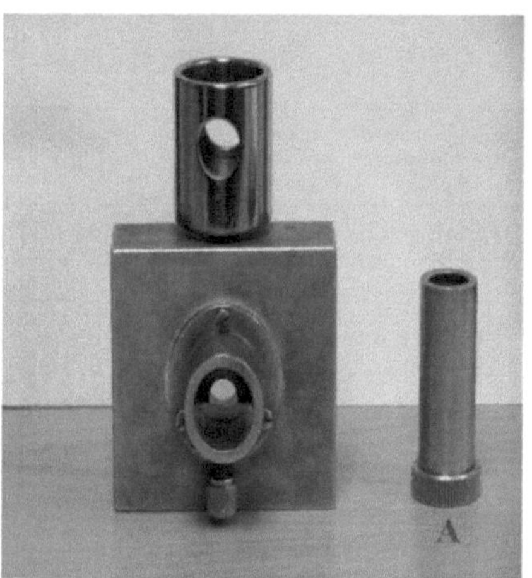

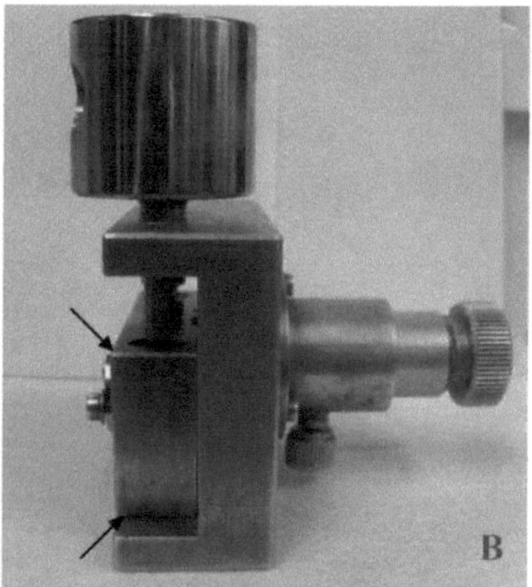

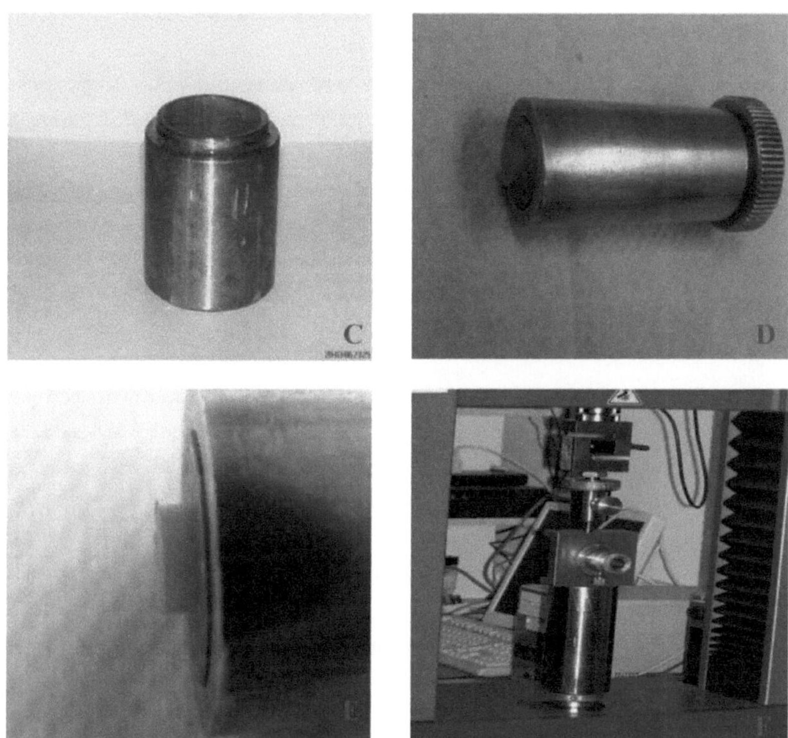

Figura 2.14 (A & B) Cisalhamento de ligação, e seus suplementos (notar a parte deslizante entre as duas setas). (C) Molde de latão (porta-espécime). (D) Uma espécie é fixada no tubo do jig. (E) Vista de perto, explicando como o material de revestimento se projectará através da parte deslizante do aparelho. (F) O aparelho instalado na máquina de ensaio.

2.3.2 Máquina Universal de Ensaios (Figura 2.15):

A máquina de ensaio universal Zwick/Roell (Z 020) (Figura 2.5) foi utilizada para avaliar os espécimes de ensaio nesta investigação. "É uma máquina universal de ensaio para o ensaio de materiais. Pode ser utilizada para determinar as propriedades das peças de teste, tais como barras, elementos moldados, componentes, etc. Esta máquina aplica carga mecânica à peça de ensaio sob a forma de testes contínuos, pulsantes ou cíclicos crescentes, através de um sistema de accionamento eléctrico ou hidráulico. Operando através do seu próprio software, a máquina pode ser submetida a ensaios destrutivos ou não destrutivos, dependendo do método de ensaio utilizado. Os tipos clássicos de ensaios são ensaios de tracção, compressão, flexão e torção, com base numa variedade de normas de ensaio". (Zwick, 2005)

Para se submeter ao teste, foi utilizado um teste mestre de compressão. O tosquiador foi também instalado na máquina. A força de compressão foi efectivamente uma força de cisalhamento na interface de ligação entre os dois materiais. Foram definidos os seguintes parâmetros para o teste:

1. Posição LE 0,001 mm. Esta é a posição a partir da qual se iniciará o teste.

2. Extensão máxima (deformação= 8,5 mm). Isto significa que a parte deslizante do aparelho deslizará pelo diâmetro da interface de colagem (Φ= 8 mm), para 8,5 mm, o que é suficiente para assegurar a separação completa entre o material de revestimento e a interface acrílica.

3. Força de pré-carga 2 Newtons a uma velocidade de 2mm/min. Esta pré-carga assegura que a peça de corte (deslizamento) já toca o material de revestimento. Assim que atingir 2 Newtons, a máquina começará a registar a força de desfiamento da amostra a partir do zero. Com isto, a tensão máxima do revestimento com a força máxima pode ser determinada com precisão.

4. Velocidade da cabeça transversal 2 mm/min. Esta é a velocidade pela qual a célula de carga se moveu.

5. Força de debonding = Força máxima/Área da secção transversal (N/mm2).

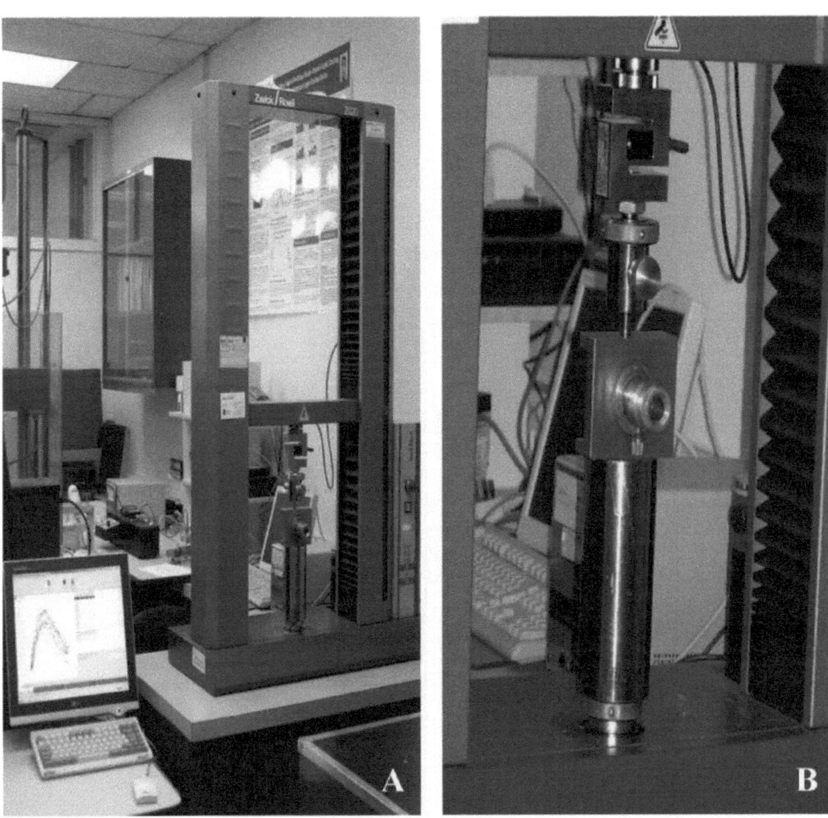

Figura 2.15 Máquina de ensaio Zwick/Roell. (A) A máquina a testar uma amostra. Notar os gráficos no ecrã do computador. (B) Uma vista de perto, e o aparelho já está instalado na máquina.

2.3.3 O procedimento do teste de cisalhamento:

A parte de deslizamento do cisalhamento está ligada à célula de carga da máquina de testes Zwick/Roell. Esta parte transformará a força de compressão vertical da célula de carga da máquina de ensaio em força de cisalhamento na interface entre os dois materiais.

Foram feitas alterações aos parâmetros do teste para facilitar os testes de cisalhamento.

O teste foi realizado para cada espécime, e os seguintes resultados foram registados:

1. A força máxima necessária para o desbondamento.
2. Esforço máximo que corresponde à força máxima.

O tipo de falha da ligação foi determinado visualmente, e classificado como adesivo (tipo 1), coeso (tipo 2), ou falha mista (tipo 3).

O teste de cisalhamento foi realizado para os 137 espécimes e os resultados foram registados. Os resultados são mencionados no capítulo seguinte.

2.4 Visualização dos sítios desvinculados:

Os tipos de falhas de descolagem foram inspeccionados visualmente e categorizados em três tipos; adesivo (tipo 1), coeso (tipo 2), e falhas mistas (tipo 3). Foi utilizado um microscópio óptico para investigar locais de descolagem pouco claros.

Os locais de fracassos foram determinados por dois observadores; o meu eu e outro colega especialista em dentisteria protética. Foi assegurado um intervalo de uma semana entre os dois observadores e o segundo observador foi actualizado com os diferentes tipos de fracassos de debonding.

O acordo entre observadores foi analisado utilizando o SPSS (13.0) (Tabela 2.4), e houve um acordo na definição dos locais de falha entre os dois observadores (Significado = 0.00). O valor Kappa do acordo foi de 0,83, o que indicava um acordo interobservador quase perfeito de acordo com a escala de força do acordo (Métodos de investigação e manual de ensino de estatística para a pós-graduação em medicina dentária, Universidade de Manchester, sessão de 2005-2006, página 144) (Quadro 2.5).

	Valor	Asymp. Std. Erro(a)	Aprox. T(b)	Sig. aproximada.
Medida da Kappa Acordo	0.830	0.083	9.752	0.000
N de casos válidos	137			

Tabela 2.4 Análise do acordo interobservador utilizando o SPSS (13.0) na identificação dos sítios de desbondagem de todos os espécimes.

Kappa	Força do acordo
<0.01	Pobre
0.01- 0.20	Ligeiro
0.21- 0.40	Feira
0.41- 0.60	Moderado
0.61- 0.80	Substancial
0.81- 1.00	Quase perfeito

Tabela 2.5 Um guia para a força de concordância de todos os valores Kappa.

Capítulo 3
Resultados

3.1 Resultados da força de ligação, e modo de falha para todos os grupos:

A média e o desvio padrão da força de ligação para todos os grupos são apresentados em tabelas (3.1 - 3.2). A força máxima na descolagem, tensão máxima na descolagem, modo de falha, e força de ligação para todos os espécimes de todos os grupos são apresentados em tabelas (3.3 a 3.8). As figuras (3.1 a 3.6) mostram a força de ligação e o modo de falha antes e depois da termociclagem para os grupos de diferentes interfaces acrílicas. As figuras (3.7 a 3.10) mostram a força de ligação, e o modo de falha para os grupos de amostras sem termociclagem, e também para os grupos que foram termociclados. O gráfico de barras agrupadas com barras de erro da força de ligação para todos os grupos é apresentado nas figuras (3.11 & 3.12).

A força de ligação para todos os grupos foi analisada estatisticamente utilizando a análise de variância, OneWay ANOVA. O teste *post-hoc* Bonferroni foi utilizado para comparações múltiplas entre grupos (SPSS, versão 13.0). O nível de significância foi de 0,05 (Tabelas 3,9 a 3,15).

Número de grupo	Número de espécimes	Média	Std. Desvio	Mínimo	Máximo
1	20	0.59	0.08	0.40	0.74
3	25	0.70	0.09	0.57	0.91
5	23	0.61	0.08	0.44	0.78

Quadro 3.1 Média, desvio padrão, valores mínimos e máximos da força de ligação (MPa) dos grupos não termociclados.

Número de grupo	Número de espécimes	Média	Std. Desvio	Mínimo	Máximo
2	23	0.71	0.15	0.49	0.98
4	23	0.83	0.12	0.58	1.00
6	23	0.63	0.07	0.46	0.83

Quadro 3.2 Média, desvio padrão, valores mínimos, e máximos da força de ligação (MPa) dos grupos após termociclagem.

Número de espécimen	Força máxima no desbondamento (N)	Resistência da ligação (MPa)	Esforço máximo no desbondamento (mm)	Modo de falha
1	34.80	0.69	2.41	M
2	28.99	0.58	2.84	C
3	37.06	0.74	3.54	C
4	22.87	0.45	3.46	C
5	32.46	0.65	3.12	C
6	31.59	0.63	4.12	C
7	30.63	0.61	2.89	C
8	33.81	0.67	3.96	C
9	26.90	0.54	3.22	M
10	28.27	0.56	4.06	C
11	29.16	0.58	4.42	C
12	29.47	0.59	3.42	C
13	33.82	0.67	3.92	C
14	29.84	0.59	3.67	C
15	26.53	0.53	3.17	C
16	29.40	0.58	3.54	C
17	25.95	0.52	1.43	M
18	27.76	0.55	3.58	C
19	31.79	0.63	3.80	M
20	20.14	0.40	2.36	C

* **C** = Falha coesiva. **M** = Falha mista.

Tabela 3.3 Resultados dos espécimes do Grupo 1, após a realização do teste de cisalhamento. Área de ligação = 50,27 mm2.

Número de espécimen	Força máxima no desbondamento (N)	Resistência ligação (MPa)	Esforço máximo na da modalidade de desbondagem (mm)	Falha
1	44.89	0.89	3.98	C
2	49.16	0.98	3.79	M
3	34.32	0.68	4.12	C
4	49.47	0.98	3.63	C
5	44.06	0.88	3.37	C
6	34.49	0.69	3.55	C
7	30.56	0.61	4.02	C
8	24.85	0.49	3.07	C
9	41.02	0.82	2.68	C
10	41.81	0.83	2.48	C
11	29.09	0.58	4.51	C
12	28.99	0.58	3.08	C
13	38.83	0.77	4.42	C
14	45.88	0.91	2.49	C
15	29.13	0.58	4.02	M
16	36.82	0.73	3.95	C
17	36.44	0.72	3.40	C
18	29.88	0.59	3.35	C
19	30.32	0.60	3.30	C
20	25.12	0.50	4.00	C
21	27.96	0.56	3.73	C
22	35.24	0.70	3.64	C
23	27.41	0.55	2.90	C

* **C** = Falha coesiva. **M** = Falha mista.
Tabela 3.4 Resultados dos espécimes do Grupo 2, após a realização do teste de cisalhamento.
Área de ligação = 50,27 mm2.

Número de espécimen	Força máxima no desbondamento (N)	Resistência da ligação (MPa)	Esforço máximo no desbondamento (mm)	Modo de falha
1	34.49	0.69	3.52	C
2	31.65	0.63	3.48	C
3	37.43	0.74	3.97	C
4	39.69	0.79	3.91	C
5	35.69	0.71	4.98	C
6	35.52	0.71	4.94	C
7	31.21	0.62	2.05	C
8	29.88	0.59	3.53	C
9	30.18	0.60	2.92	C
10	32.20	0.64	3.78	C
11	36.17	0.72	2.82	C
12	28.85	0.57	3.18	C
13	34.02	0.68	2.80	C
14	45.91	0.91	3.16	C
15	33.37	0.66	3.47	C
16	41.23	0.82	3.14	C
17	37.12	0.74	3.48	C
18	34.60	0.69	3.14	C
19	32.30	0.64	3.36	C
20	31.07	0.62	3.44	C
21	38.35	0.76	3.86	C
22	35.48	0.71	3.70	C
23	44.88	0.89	2.39	C
24	41.91	0.83	2.61	C

* **C** = Falha coesiva. **M** = Falha mista.

Tabela 3.5 Resultados dos espécimes do Grupo 3, após a realização do teste de cisalhamento. Área de ligação = 50,27 mm2.

Número de espécimen	Força máxima no desbondamento (N)	Resistência da ligação (MPa)	Esforço máximo no desbondamento (mm)	Modo de falha
1	34.49	0.6 9	3.35	C
2	33.54	0.6 7	3.80	C
3	28.96	0.5 8	3.45	C
4	41.06	0.8 2	5.76	C
5	33.98	0.6 8	4.01	C
6	42.80	0.8 5	1.90	C
7	33.50	0.6 7	3.33	C
8	45.09	0.9 0	4.55	C
9	34.56	0.6 9	3.82	C
10	38.18	0.76	3.71	C
11	48.57	0.97	4.35	C
12	44.03	0.88	4.58	C
13	43.69	0.87	4.17	C
14	39.93	0.79	3.28	C
15	50.08	1.00	2.95	C
16	48.88	0.97	3.38	C
17	47.27	0.94	2.60	C
18	45.12	0.90	4.34	C
19	46.49	0.92	2.13	C
20	44.98	0.89	2.64	C
21	49.32	0.98	2.13	C
22	37.26	0.74	3.21	C
23	47.92	0.95	4.11	C

* **C** = Falha coesiva. **M** = Falha mista.
Tabela 3.6 Resultados dos espécimes do Grupo 4, após a realização do teste de cisalhamento. Área de ligação = 50,27 mm2.

Número de espécimen	Forceat máximo desbondagem (N)	Resistência da ligação (MPa)	Esforço máximo no desbondamento (mm)	Modo de falha
1	22.19	0.44	3.39	M
2	25.98	0.52	3.24	C
3	34.87	0.69	3.08	C
4	29.91	0.59	2.84	C
5	33.88	0.67	3.62	C
6	28.00	0.56	3.90	C
7	32.44	0.65	2.89	M
8	34.08	0.68	3.86	C
9	34.56	0.69	3.39	C
10	32.51	0.65	3.91	C
11	29.40	0.58	5.02	C
12	39.04	0.78	3.40	C
13	33.67	0.67	4.47	C
14	28.00	0.56	4.73	C
15	32.27	0.64	4.13	C
16	35.59	0.71	4.59	C
17	28.44	0.57	3.70	C
18	25.81	0.51	3.26	C
19	30.90	0.61	2.88	C
20	28.17	0.56	3.46	C
21	27.21	0.54	3.66	C
22	27.17	0.54	4.02	M
23	35.21	0.70	2.85	C

* **C** = Falha coesiva. **M** = Falha mista.

Tabela 3.7 Resultados dos espécimes do Grupo 5, após a realização do teste de cisalhamento. Área de ligação = 50,27 mm2.

Número de espécimen	Forceat máximo desbondagem (N)	Resistência da ligação (MPa)	Esforço máximo na modalidade de desbondagem (mm)	Falha
1	41.95	0.83	4.24	C
2	32.55	0.65	3.79	C
3	33.67	0.67	4.79	C
4	32.68	0.65	4.20	C
5	31.42	0.63	3.61	C
6	32.85	0.65	3.90	C
7	33.57	0.67	5.20	C
8	23.35	0.46	4.17	M
9	31.42	0.63	4.35	M
10	31.83	0.63	3.61	C
11	33.33	0.66	3.31	C
12	27.08	0.54	3.25	M
13	25.44	0.51	3.33	M
14	27.83	0.55	3.77	C
15	31.07	0.62	2.30	C
16	30.6	0.61	3.11	C
17	32.17	0.64	2.85	C
18	26.87	0.53	3.81	C
19	33.16	0.66	2.99	C
20	32.78	0.65	3.21	C
21	30.77	0.61	3.69	C
22	34.36	0.68	2.53	C
23	34.87	0.69	4.65	C

Tabela 3.8 Resultados dos espécimes do Grupo 6, após a realização do teste de cisalhamento. Área de ligação = 50,27 mm2.

ANOVA unidireccional

	Soma dos quadrados	^{de}D.F	Quadrado médio	F	Sig.
Entre Grupos	0.879	5	0.176	15. 955	0.00
Dentro de grupos	1.443	131	0.011		
Total	2.322	136			

Tabela 3.9 ANOVA de variância da força de ligação para todos os Grupos.

Comparações múltiplas
Bonferroni

(I) Grupos amostras	(J) Grupos amostras	Diferença Média (I - J)	Std. Erro	Sig.
1	2	- 0.11746 *	0.03209	0.005
	3	- 0.11403 *	0.03149	0.006
	4	- 0.24198 *	0.03209	0.000
	5	- 0.02541	0.03209	1.000
	6	- 0.03952	0.03209	1.000

* A diferença média é significativa ao nível 0,05.

Quadro 3.10 Análise estatística da força de ligação dos espécimes do Grupo 1, utilizando o teste de comparações múltiplas de Bonferroni.

Comparações múltiplas
Bonferroni

(I) Grupos (J) amostras	amostras	Média Diferença de Grupos (I - J)	Std. Erro	Sig.
2	1	0.11746 *	0.03209	0.005
	3	0.00343	0.03033	1.000
	4	- 0.12451 *	0.03095	0.001
	5	0.09206	0.03095	0.052
	6	0.07794	0.03095	0.195

* A diferença média é significativa ao nível 0,05.

Quadro 3.11 Análise estatística da força de ligação dos espécimes do Grupo 2, utilizando o teste de comparações múltiplas de Bonferroni.

Comparações múltiplas
Bonferroni (I)

Amostras (J) de grupos	Grupos amostras	Diferença média (I - J)	Std. Erro	Sig.
3	1	0.11403 *	0.03149	0.006
	2	- 0.00343	0.03033	1.000
	4	- 0.12794 *	0.03033	0.0001
	5	0.08863	0.03033	0.061
	6	0.07451	0.03033	0.230

A diferença média é significativa ao nível 0,05.

Quadro 3.12 Análise estatística da força de ligação dos espécimes do Grupo 3, utilizando o teste de comparações múltiplas de Bonferroni.

Comparações múltiplas Bonferroni

(I) Amostras de grupos	(J) amostras	Média Diferença de grupos (I - J)	Erro Std.	Sig.
4	1	0.24198 *	0.03209	0.000
	2	0.12451 *	0.03095	0.001
	3	0.12794 *	0.03033	0.001
	5	0.21657 *	0.03095	0.000
	6	0.20245 *	0.03095	0.000

* **A diferença média é significativa ao nível 0,05.**

Quadro 3.13 Análise estatística da força de ligação dos espécimes do Grupo 4,

Comparações múltiplas Bonferroni (I) Amostras de grupos	(J) amostras	Grupos	Diferença média (I - J)	Std. Erro	Sig.
5	1		0.02541	0.03209	1.000
	2		- 0.09206	0.03095	0.052
	3		- 0.08863	0.03033	0.061
	4		- 0.21657 *	0.03095	0.000
	6		- 0.01412	0.03095	1.000

Quadro 3.14 Análise estatística da força de ligação dos espécimes do Grupo 5, utilizando o teste de comparações múltiplas de Bonferroni.

A diferença média é significativa ao nível 0,05.

utilizando o teste de comparações múltiplas Bonferroni.

Multiple Comparisons

Bonferroni

(I) Groups samples	(J) Groups samples	Mean Difference (I - J)	Std. Error	Sig.
6	1	0.03952	0.03209	1.000
	2	- 0.07794	0.03095	0.195
	3	- 0.07451	0.03033	0.230
	4	- 0.20245 *	0.03095	0.000
	5	0.01412	0.03095	1.000

* **The mean difference is significant at the 0.05 level.**

Quadro 3.15 Análise estatística da força de ligação dos espécimes do Grupo 6, utilizando o teste de comparações múltiplas de Bonferroni.

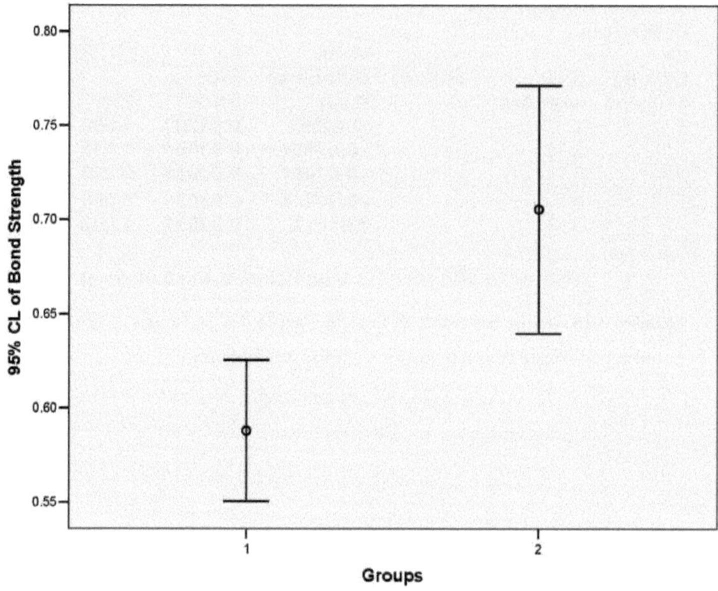

Figure 3.1 95 % Confidence limits for bond strengths of the smooth acrylic interfaces. Without thermocycling (1), and with thermocycling (2).

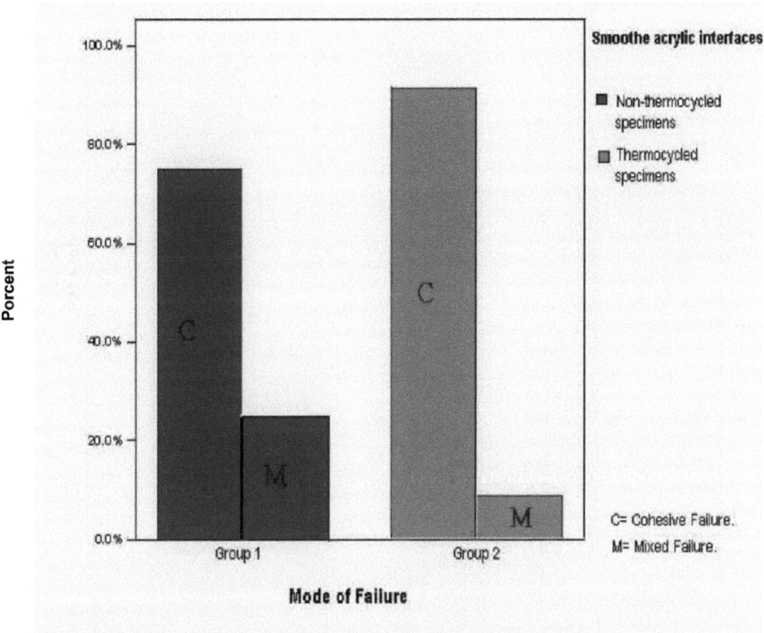

Figura 3.2 Comparação da percentagem de modo de falha para amostras de interfaces acrílicas lisas. Amostras não termocicladas (Grupo 1), e amostras após termociclagem (Grupo 2).

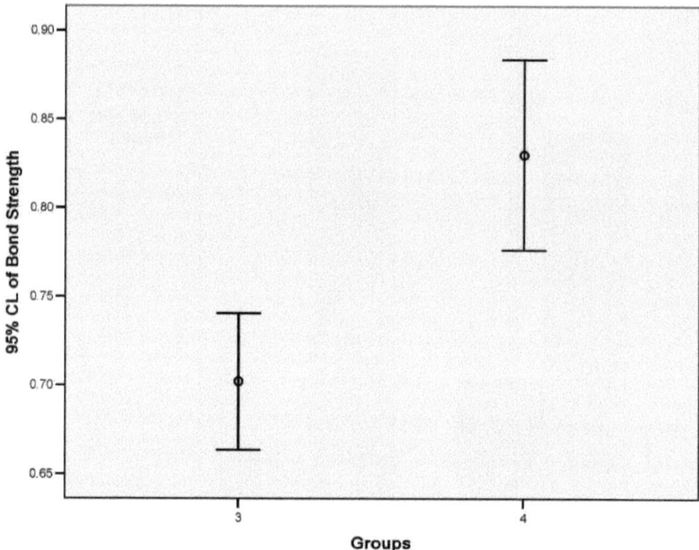

Figura 3.3 95 % Limites de confiança para as resistências de ligação das interfaces acrílicas reforçadas com fibras. Sem ciclagem térmica (3), e com ciclagem térmica (4).

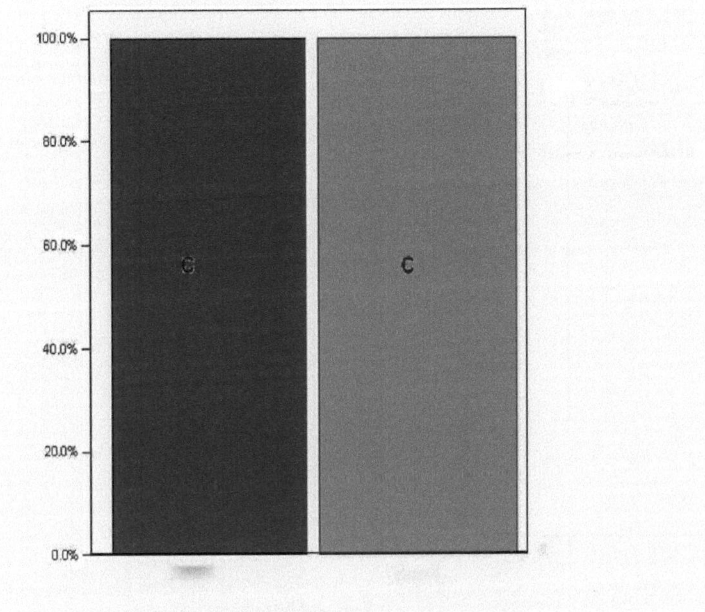

Figura 3.4 Comparação da percentagem do modo de falha para interfaces reforçadas com fibras. Amostras não termocicladas (3), e amostras após

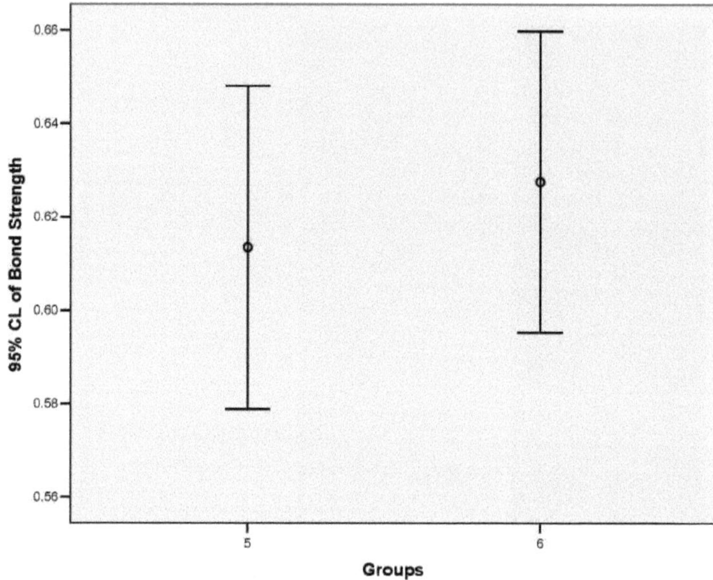

Figura 3.5 95 % Limites de confiança para as resistências de ligação das interfaces acrílicas rugosas. Sem termociclagem (5), e com termociclagem (6).

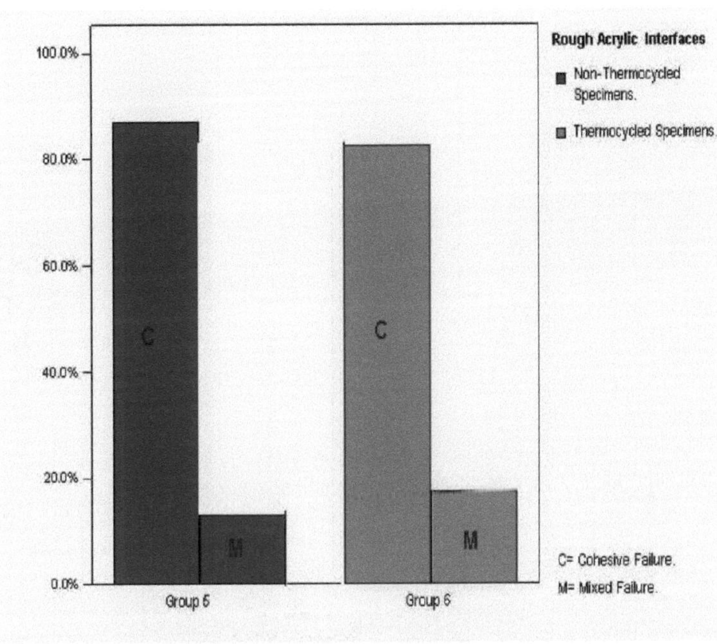

Figura 3.6 Comparação da percentagem de modo de falha para interfaces aproximadas. Espécimes não termociclados (5) e espécimes após termociclagem (6).

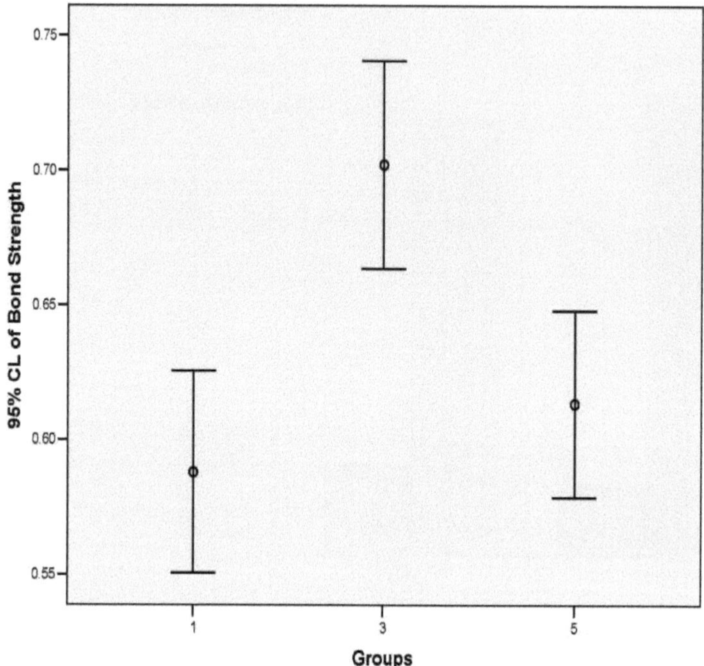

Figura 3.7 95 % Limites de confiança para as forças de ligação dos grupos de espécimes sem termociclagem (1, 3, & 5).

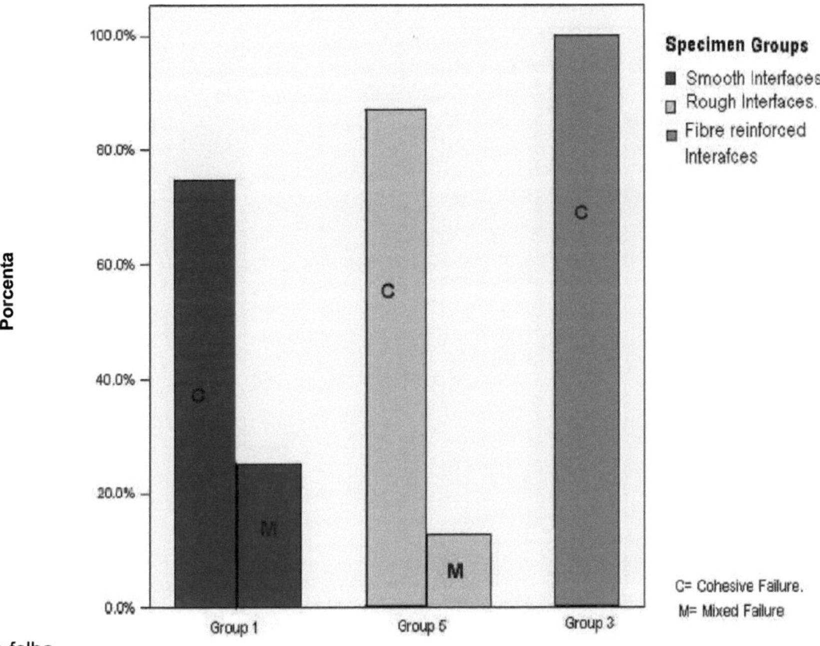

Modo de falha

Figura 3.8 Comparação da percentagem do modo de falha para grupos de amostras sem termociclagem (1, 3, & 5).

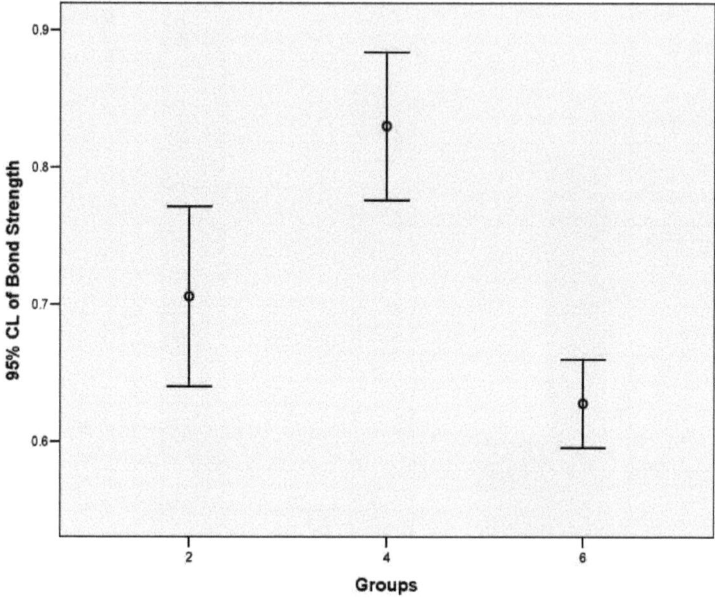

Figura 3.9 95 % Limites de confiança para as forças de ligação dos grupos de espécimes após ciclagem térmica (2, 4, & 6).

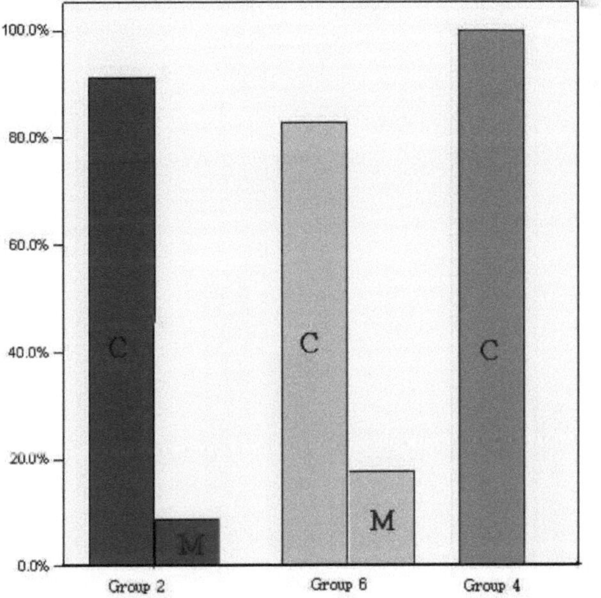

Figura 3.10 Comparação da percentagem do modo de falha para grupos de espécimes após termociclagem (2, 4, & 6).

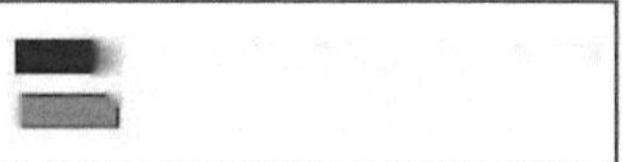

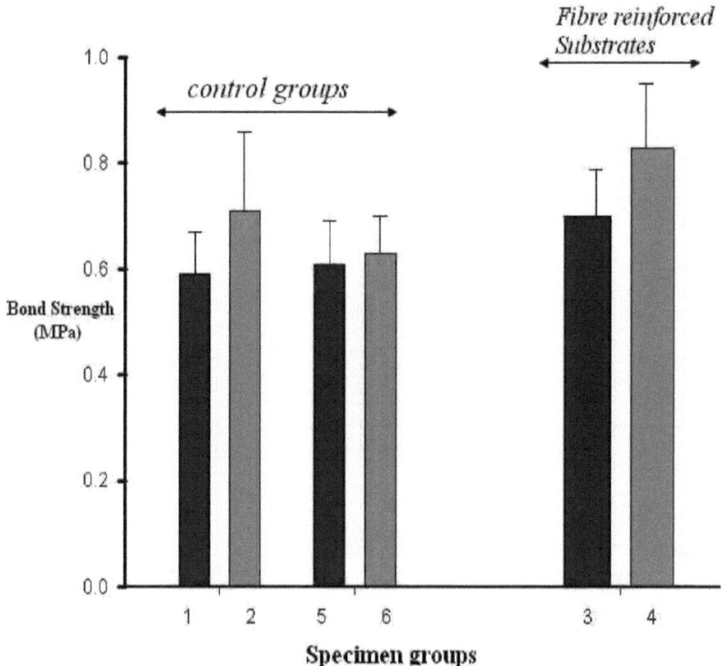

Figura 3.11 Forças de ligação de todos os grupos de

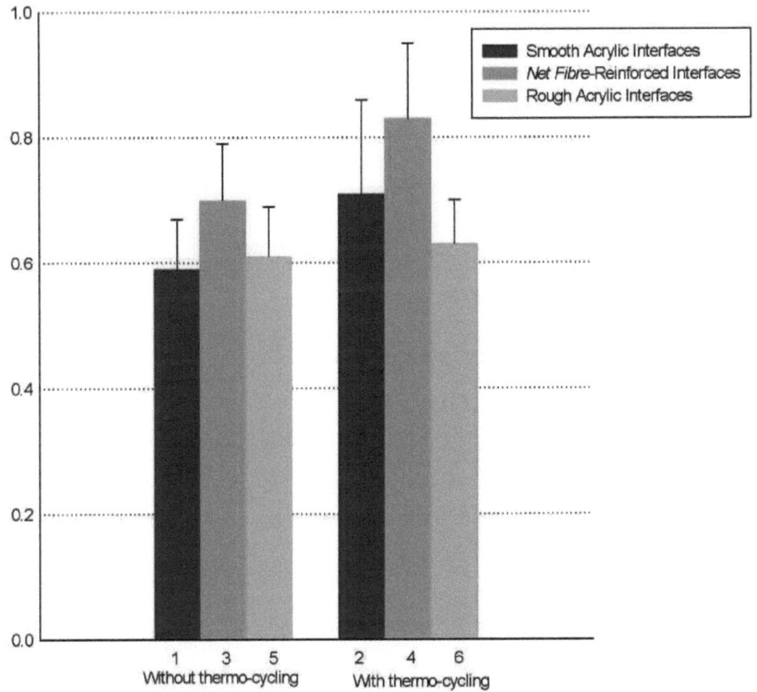

Figura 3.12 Gráfico de barras agrupadas com barras de erro mostrando o aumento da força de ligação após termociclagem.

Capítulo 4
Discussão

A discussão está dividida em três secções principais. As secções irão interpretar os resultados da força de ligação de acordo com a topografia da superfície da ossada, o efeito da termociclagem, e os modos de falha exibidos em relação à interface de ligação e à termociclagem. Em seguida, estas secções são seguidas pela declaração das implicações clínicas dos resultados (4.4).

4.1 O efeito da topografia de interface na força de ligação:

O teste de cisalhamento foi utilizado para decidir a resistência de ligação do *Molloplast-B* ligado a interfaces acrílicas não reforçadas e reforçadas com fibra de PMMA.

Os resultados do teste de cisalhamento mostraram que a resistência de ligação deMolloplast-B a diferentes interfaces acrílicas era igual ou superior a 0,44 MPa, excepto para um exemplar do grupo 1 em que a resistência de ligação era de 0,40 MPa. A força de ligação média para todos os grupos em MPa, do grupo 1 ao grupo 6, foi a seguinte: 0,59, 0,71, 0,70, 0,83, 0,61, e 0,63 MPa.

Neste estudo, o material de revestimento *Molloplast-B* tinha resistência de ligação suficiente a diferentes interfaces de acrílico PMMA curado a quente, o que o tornou clinicamente aplicável, porque um material de revestimento que tem um valor de resistência de ligação de cerca de 0,44 MPa é eficaz para ser utilizado na prática clínica (Craig e Gibbons, 1961; Pinto et al, 2002).

Para grupos não termociclados, amostras de interfaces acrílicas rugosas melhoraram a resistência de ligação com *Molloplast-B em* comparação com amostras de interfaces acrílicas lisas, mas o aumento da resistência de ligação não foi estatisticamente significativo *(valor de p < 0,05)*. Este resultado é semelhante aos resultados de outros estudos (Craig e Gibbons, 1961; Usumez et al, 2004), e não está de acordo com outros trabalhos (Amin et al, 1982).

Foram produzidas interfaces rugosas utilizando uma broca acrílica de forma controlada, e um adesivo primário foi escovado sobre as interfaces acrílicas. A ideia do adesivo é aumentar a ligação química do revestimento macio à estrutura acrílica (McMordie and King, 1989). Esta técnica foi padronizada para todos os espécimes em bruto, e foi adoptada em alguns estudos anteriores (Al-Athel and Jagger, 1996; Jagger et al, 2002).

O aumento da resistência de ligação das interfaces acrílicas rugosas em comparação com superfícies lisas pode estar relacionado com o facto de a rugosidade da interface aumentar a área de ligação com o liner, proporcionando uma maior área para a partilha de electrões, o que permite o microtravamento mecânico entre o liner e as irregularidades da superfície. Como resultado disso, serão necessárias maiores forças de cisalhamento para deslizar o material de revestimento sobre a superfície acrílica rugosa. Este resultado coincide com o resultado de outros trabalhos (Jagger, 1999). O desacordo com o trabalho de Amin *et al.* (1982) deve-se à técnica que utilizaram no desbaste dos espécimes; utilizaram jacto de areia com 250um de óxido de alumínio. Pode também ser atribuída aos diferentes tipos de material acrílico utilizado, uma vez que a resistência de ligação varia entre os tipos de resinas acrílicas. Kutay *et al.* (1994) mostraram que o efeito da rugosidade na resistência da ligação é inconclusivo e está associado ao tipo de resina acrílica utilizada (Kutay et al., 1994),

As amostras de *Molloplast-B* ligadas a interfaces acrílicas reforçadas com fibra *líquida* mostraram uma melhor resistência de ligação em comparação com as amostras de ambas as interfaces acrílicas lisas e rugosas. O aumento na resistência de ligação foi estatisticamente significativo (*valor de p < 0,05*) quando comparado apenas com amostras de interfaces acrílicas lisas. As fibras têm uma forma tecida (rede) e são aplicadas directamente na interface de ligação, um primário adesivo foi escovado sobre elas e o liner foi colado à interface. A alteração da topografia da interface de ligação; pela presença das fibras (criando diferentes tipos de rugosidade), juntamente com a adesão química do primário, levaram a um aumento da resistência da ligação. Este aumento só foi significativo quando comparado com as amostras lisas e não com as amostras rugosas.

As fibras são utilizadas para aumentar a resistência ao impacto das bases acrílicas curadas ao calor (Kanie et al, 2000; Vallittu, 1996), tem as vantagens de uma excelente estética, sendo não invasiva, e tendo uma boa resistência de ligação com a matriz circundante (Fereilich et al, 2000).
Ao comparar a técnica de aplicação de fibras de rede na interface com a técnica de rugosidade, as fibras de rede foram facilmente aplicadas na interface de ligação, reforçando os acrílicos e ao mesmo tempo aumentando a resistência de ligação com o revestimento, enquanto que a rugosidade consumia tempo, não sendo válida quando a base acrílica é fina (tais como casos de espaço interoclusal limitado), e pode enfraquecer a estrutura acrílica.

4.2 O efeito da termociclagem na força de ligação:

A termociclagem aumentou a força de ligação de todas as diferentes interfaces acrílicas quando comparada com as suas interfaces não termocicladas relacionadas. O aumento na resistência de ligação foi apenas estatisticamente significativo *(valor de p < 0,05)* tanto para as interfaces acrílicas lisas como para as interfaces termo-cicladas reforçadas com fibra líquida, quando comparado com as suas amostras não termocicladas (armazenamento) correlacionadas.

Estes resultados coincidem com os resultados de outros estudos (Dootz et al, 1993; Emmer et al, 1995; Pinto et al, 2004) em que o armazenamento de água aumenta a força de ligação do *Molloplast-B* à base acrílica, mas discorda dos resultados de alguns estudos (Kulak-Ozkan et al, 2003; Pinto et al, 2002).

O aumento da força de ligação após a ciclagem térmica pode ser atribuído a diferentes factores como se segue; primeiro, um adesivo primário foi escovado sobre as interfaces acrílicas, e depois os revestimentos foram colados às interfaces, e os espécimes foram depois termociclados. Este primer adesivo teve um efeito de reforço na resistência da ligação ao formar uma adesão química entre o *Molloplast-B* e a base acrílica. Este efeito de reforço do primer adesivo é indicado noutro estudo (Braden e Parker, 1997). Esta ligação química é melhor explicada por Kutay *et al.* (1994), "a força de ligação medida de um revestimento macio dependeria principalmente da sua composição e da resina acrílica de base de dentadura. Até certo ponto, a adesão química seria esperada entre o *Molloplast-B* e as resinas acrílicas como um agente de ligação cruzada de 1% de acryloxyalkyl silane está presente no *Molloplast-B*. Um processo é descrito por Van Handel, que diz respeito ao *Molloplast-B,* envolvendo a reacção de a-ɸ- polisiloxano hidroxil-terminado com y- metacriloxi-propil-dimetóxi silano. Este último é sugerido pelo fabricante como um primário para melhorar a aderência quando uma resina acrílica curada é revestida com *Molloplast-B"* (Kutay et al, 1994).

Em segundo lugar, na termociclagem as amostras foram sujeitas a duas temperaturas diferentes; isto é, banho frio (5°C ±1°C) e banho quente (55°C ±1°C). Espera-se que a temperatura quente tenha iniciado uma maior polimerização da resina acrílica e dos revestimentos ao longo do adesivo primário. Quando as amostras foram imersas no banho quente, a polimerização foi activada, especialmente na interface de ligação onde o primário químico está presente, melhorando a aderência química do revestimento à interface acrílica, resultando num aumento da resistência de ligação em comparação com amostras não termocicladas (armazenamento) onde não houve qualquer activação térmica.

Por outro lado, outros estudos como os de Kulak-Ozkan *et al.* (2003), e Pinto *et al.* (2002), tiveram resultados que não estavam de acordo com os resultados deste trabalho e de outros trabalhos anteriores. Tal desacordo pode ser atribuído ao tipo de teste utilizado, juntamente com o tipo dos parâmetros estabelecidos para o teste, o que pode ter um efeito nos resultados da resistência de ligação dos materiais de revestimento à dentadura acrílica, tal como concluído por outro estudo (Al-Athel e Jagger, 1996).

Ambos os estudos conduziram os seus resultados utilizando teste de tracção em vez de teste de cisalhamento. O tipo de teste está directamente associado aos valores da resistência da ligação, pela sua aplicação de carga característica e pelo padrão em que a carga é distribuída à interface de ligação. O teste de cisalhamento (que é utilizado neste trabalho) é considerado como um teste mais apropriado porque as forças que afectam clinicamente os revestimentos estão intimamente relacionadas com as forças de cisalhamento e ruptura em vez das forças de tracção. Também se pode acrescentar que as forças de tracção dão informações sobre a resistência à ligação em comparação com o teste de tracção do próprio liner (Al-Athel et al, 1996; Bates e Smith, 1965; McMordie e King, 1989; Takashi, 2001).

Braden *et al.* (1995) na sua revisão dos materiais de revestimento mole, mostraram que o ensaio de tracção não é clinicamente relevante para as forças que actuam sobre os revestimentos durante a função.

Outra razão para tal discordância nos resultados são os parâmetros do teste. A velocidade da cabeça transversal adaptada neste estudo foi de 2 mm/min, enquanto nos outros dois estudos foi de 5 mm/min, indicando uma taxa de deterioração mais rápida dos revestimentos macios do que a taxa clínica durante a mastigação.

Além disso, o protocolo experimental seguido foi diferente entre este trabalho e o seu trabalho. Eles tornaram as interfaces acrílicas lisas usando lixas antes de tratar as interfaces com o primário recomendado, enquanto neste trabalho a massa acrílica foi embalada contra uma placa metálica lisa e plana, e depois as superfícies curadas foram tratadas com adesivo primo sem qualquer alisamento na interface de ligação.

Neste trabalho concluiu-se que a termociclagem aumentou a força de ligação do *Molloplast-B* à base acrílica tanto de acabamentos lisos como rugosos. De uma perspectiva clínica, tal resultado indica uma longa funcionalidade de uma prótese revestida com *Molloplast-B* durante até 3 anos. Este resultado está de acordo com os resultados de um estudo retrospectivo que indicou uma maior capacidade de manutenção de próteses revestidas com *Molloplast-B* durante 3 anos ou mais (Schmidt e Smith, 1983), e outro estudo durante > 6 anos de vida útil de próteses revestidas com Molloplast-B (Schmidt et al, 1986).
As amostras termocicladas de *Molloplast-B* coladas a interfaces acrílicas reforçadas com fibra *líquida* tiveram o maior aumento no valor da resistência da ligação. Este valor foi estatisticamente significativo quando comparado com a resistência de ligação de amostras não termocicladas de interfaces acrílicas reforçadas com fibra *líquida*. E também foi estatisticamente significativo quando comparado com outras amostras termocicladas de outras interfaces acrílicas (lisas e rugosas).

O resultado é melhor explicado pelo facto de as fibras líquidas localizadas na interface terem alterado a topografia da interface de ligação levando a uma maior força de ligação, tal como mencionado anteriormente neste contexto. A adição de primário adesivo; que é recomendado pelo fabricante de *Molloplast-B,* sobre as fibras da rede tinha levado a uma polimerização aumentada durante a imersão no banho quente do termociclador.

4.3 Modos de falha expostos nos locais de debonding:

O modo de falha para todos os espécimes de todas as diferentes interfaces acrílicas foi principalmente coesivo dentro do material *Molloplast-B*, enquanto alguns espécimes de alguns grupos (grupos 1, 2, 5, e 6) exibiram falhas mistas, onde a camada superficial de revestimento foi aderida à interface de ligação.

Este resultado está de acordo com o resultado de outros estudos que indicam que quando se liga um revestimento de 3 mm de espessura de *Molloplast-B* a uma interface de acrílico, mostrará falhas coesivas e mistas, sendo as falhas coesivas as falhas mais importantes (Al-Athel e Jagger, 1996). E não está de acordo com outros estudos que indicaram falhas totalmente coesivas dentro do revestimento de silicone (Kulak-Ozkan et al, 2003), ou falhas totalmente adesivas (Pinto et al, 2004). Este desacordo está relacionado com alternâncias no trabalho experimental seguido; onde foi seleccionado um liner de 2 mm de espessura e foi realizado um ensaio de tracção.

Quando o revestimento é submetido à força (seja de cisalhamento ou de tracção), ele resistirá à força e permanecerá intacto até se tornar rígido onde o revestimento não pode mostrar mais resiliência resultando em rachaduras e rupturas na sua estrutura (quando a força de ligação ao substrato é superior à sua resistência à tracção) ou delaminação da interface de ligação (quando a sua resistência à tracção é superior à sua resistência de ligação ao substrato).

A falha coesiva indica que a resistência de ligação do material de revestimento à interface acrílica é mais forte que a resistência à tracção do próprio material de revestimento (Braden et al, 1995).

Nesta pesquisa, espécimes de Molloplast-B ligados a interfaces acrílicas lisas exibiram dois tipos de falhas de ligação; falhas coesivas e mistas. Os resultados foram os mesmos para amostras de *Molloplast-B* coladas a interfaces acrílicas rugosas. Por outro lado, a presença de fibras de rede na interface de ligação fez com que todos os espécimes exibissem apenas falhas coesivas, o que significa que não ocorreu qualquer separação do revestimento do acrílico com interface de rede e que o revestimento se rasgou. Consequentemente, a resistência de ligação entre as bases acrílicas reforçadas com fibras de *rede da Sticktech* foi melhorada e superior à resistência à tracção do próprio *Molloplast-B*.

Após ciclagem térmica todos os espécimes de diferentes grupos termociclados exibiram os mesmos modos de falha; principalmente falhas coesivas e falhas mistas para interfaces suaves e rugosas. Este resultado está de acordo com outros trabalhos (Kulak-Ozkan et al, 2003). Os modos de falha só foram coesivos para os espécimes com interface de rede.

Isto explica-se melhor pelo facto de os revestimentos macios de silicone terem uma recuperação elástica superior à dos revestimentos à base de acrílico, tal propriedade permite-lhes resistir à deformação causada pelo ciclismo térmico (Polyzois e Frangou, 2001). Os forros de silicone têm um agente de reticulação na borracha que os torna macios durante a utilização, enquanto que o plastificante que amacia os forros à base de acrílico, lixivia-se quando a sua manutenção torna o forro duro (Braden e Parker, 1997; Gonzales, 1994).

4.4 Implicação clínica dos resultados:

Os resultados deste estudo têm uma aplicação significativa em próteses dentárias e algumas próteses maxilo-faciais feitas de materiais de silicone colados a bases acrílicas. A incorporação de fibras de vidro tecidas sob a forma de rede na interface acrílica em vez de as incorporar na matriz acrílica; não só reforça a base acrílica como também melhora a sua resistência de ligação com o revestimento de silicone *Molloplast-B*.

Estas descobertas são clinicamente importantes nos casos em que as fibras líquidas são muito necessárias para aumentar a resistência da prótese acrílica (que está ligada a material de silicone), quando a espessura acrílica mínima exigida não é possível obter. Tais casos podem incluir espaço interoclusal reduzido em próteses completas e parciais, mais especificamente próteses mais baixas, obturadores de bolbo oco onde é favorável ter paredes finas do acrílico (para próteses de peso reduzido), e em muitas próteses faciais onde é importante ter uma matriz acrílica forte e retentiva de espessura controlada.

Com base neste estudo, pode-se prever que *o Molloplast-B* pode ter um bom desempenho clínico quando é colado a interfaces acrílicas reforçadas com fibra *StickTech Net*; aumentando assim a capacidade de manutenção de próteses acrílicas de melhor resistência.

Capítulo 5
Conclusões

Dentro da limitação deste estudo *in vitro*, pode concluir-se que:

1.   O revestimento mole *Molloplast-B* mostrou uma ligação estatisticamente significativa mais forte às superfícies acrílicas de PMMA reforçadas com fibras *StickTech Net* do que às superfícies acrílicas não reforçadas, com acabamentos lisos ou rugosos.

2.   A força de ligação entre *Molloplast-B* e todas as bases acrílicas melhorou após 3000 ciclos térmicos, mas a melhoria foi maior para o grupo reforçado com fibras. Este resultado sugere uma polimerização melhorada.

3.   A capacidade de manutenção de qualquer prótese acrílica, composta por um material de silicone ligado às superfícies acrílicas de PMMA reforçadas com fibras *StickTech Net* é melhorada.

4.   *Molloplast-B* falhou sempre de forma coesa quando foi colado a interfaces acrílicas reforçadas com fibra *StickTech Net*; enquanto que algumas falhas mistas resultaram quando *Molloplast-B* foi colado a interfaces acrílicas lisas e rugosas.

5.   A termociclagem não teve efeito no modo de falha entre o material de revestimento e as interfaces acrílicas.

6.   Os testes de cisalhamento são um método fiável para testar a resistência de ligação entre os materiais de revestimento macio e as bases acrílicas.

7.   Os resultados deste estudo coincidem com os resultados de outros estudos na medida em queMolloplast-B é material adequado para o revestimento de próteses removíveis.

8.   As diferentes interfaces acrílicas que tinham sido testadas tinham uma gama clinicamente aceitável de resistência de ligação superior a 0,44 MPa.

Capítulo 6

Sugestões
para trabalhos futuros

1.   A capacidade de serviço dos materiais de revestimento ligados a interfaces acrílicas reforçadas com fibras pode ser investigada, além disso:

- Alteração da duração da ciclagem térmica.
- Comparando as forças de ligação de diferentes tipos de materiais de revestimento (como forros à base de acrílico) ligados a interfaces acrílicos reforçados com fibras.
- Replicando este estudo, mas com outros tipos de resinas termo-curáveis disponíveis no mercado.

2.   Estudo da resistência da ligação utilizando outros ensaios, tais como o ensaio de tracção. A comparação dos resultados será de grande ajuda no desenvolvimento de um conjunto de parâmetros padrão para os ensaios de ligação.

3.   Estudo do efeito da espessura do revestimento na sua ligação com interfaces acrílicas reforçadas com fibra.

4.   O reembasamento de dentaduras antigas é comum hoje em dia, pelo que um estudo da resistência de ligação entre materiais de revestimento recentemente adicionados a dentaduras acrílicas reforçadas com fibra que têm estado em serviço durante algum tempo seria benéfico.

5.   Estudo da força de ligação entre o silicone facial e a placa base de retenção reforçada com fibras, utilizando o teste de peel.

Referências:

(2005). O glossário de termos prostodônticos. *JProsthet Dent* 94:10-92.

Adell R, Eriksson B, Lekholm U, Branemark PI, Jemt T (1990). Estudo de seguimento a longo prazo de implantes osseointegrados no tratamento de maxilares totalmente desdentados. *Int J Oral Maxillofac Implantes* 5:347-59.

Admisman IK, Minsley GE (1996). Próteses Maxilo-faciais. Em Owall B, Kayser AF, Carlsson GE (eds), *Prostodontia : princípios e estratégias de gestão.* Londres: Mosby- Wolfe, pp 201-205, 210-220.

Adrian ED, Krantz WA, Ivanhoe JR (1992). A utilização de silicone processado para reter a sobredentadura tecidular suportada por implantes. *JProsthet Dent* 67:219-22.

Al-Athel MS, Jagger RG (1996). Efeito do método de ensaio na resistência de ligação de um material de revestimento de prótese de silicone resiliente. *JProsthet Dent* 76:535-40.

Al-Athel MS, Jagger RG, Jerolimov V (1996). Resistência de ligação de materiais de revestimento resilientes a várias resinas de base de dentadura. *Int JProsthodont* 9:167-70.

Altieri J, Burstone CJ, Goldberg AJ, Patel A (1994). Avaliação clínica longitudinal de compósitos reforçados com fibras fixas de dentadura parcial. Um estudo piloto *Prosthet Dent* 71:16-22.

Amin WM, Fletcher AM, Richie GM (1982). A natureza da interface entre os materiais de base de dentadura de polietilmetacrilato e os materiais de revestimento mole. *Dent Mater* 9:336-46.

Andres CJ, Haug SP, Munoz CA, Bernal G (1992). Efeitos de factores ambientais nos elastómeros maxilofaciais: Parte I - Revisão da Literatura. *J Prosthet Dent* 68:327-30.

Anwar M (1989). Tipos básicos de obturadores utilizados após a ressecção oral. *The Journal of the british institute of surgical technologists* 2:11-7.

Aramany MA (1978a). Princípios básicos de desenho de obturador para pacientes parcialmente desdentados. Parte I: classificação. *J Prosthet Dent* 40:554-7.

Aramany MA (1978b). Princípios básicos de desenho de obturador para pacientes parcialmente desdentados. Parte II: princípios de concepção. *J Prosthet Dent* 40:656-62.

Atwood DA (1963). Alterações pós extracção na Mandíbula Adulta Ilustrada por Microradiógrafos de Secções

Midsagittal e Roentgenogramas Cefalométricos em Série. 13:810-824.

Atwood DA (2001). Alguns factores clínicos relacionados com a taxa de reabsorção das cristas residuais. *J Prosthet Dent* 12:119-125.

Aydin AK, Terzioglu H, Akinay AE, Ulubayram K, Hasirci N (1999). Resistência de ligação e análise de falhas dos materiais de revestimento para dentadura de resina. *Dent Mater* 15:211-8.

Aydin C, Yilmaz H, Caglar A (2002). Efeito do reforço de fibra de vidro na resistência à flexão de diferentes resinas de base de dentadura. *Quintessência Int* 33:457-63.

Baima RF (1996). Próteses faciais suportadas por implantes. *The Journal of the Michigan Dental Association* 78:50-4, 56-64 (resumo).

Barclay CW, Walmsley AD (1998). *Prostodontia Fixa e Removível,* ?ª ed. New Yoik ; Edinburgh Churchill Livingstone.

Barron JB, Rubenstein JE, Archibald D, Manor RE (1983). Prótese orbital de duas peças. *J Prosthet Dent* 49:386-8.

Basker RM, Harrison H, Ralph JP, Watson CJ (1993). Overdentures na prática dentária geral, 3ª ed., Watson CJ (1993). London British Dental Association, pp 1-7, 10-14, 49-53, 58-61, 79-80.

Bates JF, Smith DC (1965). Avaliação de Revestimentos Indirectos Resilientes para Prótese Dentária: Testes laboratoriais e clínicos. *J Am Dent Assoc.* 70:344-53.

Benington IC (1989). Obturadores ocos fotopolimerizáveis. *JProsthet Dent* 62:322-5.

Benington IC, Watson IB, Jenkins WM, Allan GR (1979). Tratamento restaurativo dos pacientes com fenda palatina. *Br Dent* 20:144.

Bergendal T, Ekstrand K, Karlsson U (1995). Avaliação de próteses de polipropileno (metacrilato de metilo) reforçadas com fibra de carbono/grafite suportada por implantes. *Clin Oral Implants Res* 6:246-53.

Beumer J, Curtis TA, Firtell DN (1979). Reabilitação maxilo-facial: considerações protéticas e cirúrgicas. Londres, St. Louis: Mosby, pp 188-243.

Bohle G, Rieger J, Huryn J, Verbel D, Hwang F, Zlotolow I (2005). Eficácia das próteses de ajuda à fala para defeitos adquiridos do palato mole e avaliações velofaríngeo-clínicas inadequadas e análise cefalométrica: um Estudo Memorial Sloan-Kettering. *Pescoço da cabeça* 27:195-207.

Boucher CO (2004). O reembasamento de dentaduras completas. *JProsthetDent* 91:303-5.

Braden M, Parker S (1997). Em Braden M, Clarke RL, Nicholson J, Parker S (eds), *Polymeric dental materials* Berlin ; London Springer, pp 104-122.

Braden M, Wright PS, Parker S (1995). Materiais de forro macio - uma revisão. *Eur J Prosthodont Restor Dent* 3:163-74.

Brown JS, Rogers SN, McNally DN, Boyle M (2000). Uma classificação modificada para o defeito da maxillectomia. *Cabeça e pescoço 22:*17-26.

Buckner H (1974). Construção de uma dentadura com obturador oco, tampa, e forro em acrílico macio. *JProsthetDent* 31:95-9.

Budtz-Jorgensen E (1996). Restauração da boca parcialmente desdentada - uma comparação de overdentures, dentaduras parciais removíveis, dentaduras parciais fixas e tratamento com implantes. *J Odontologia* 24:237-244.

Bulbulian AH (1971). Prótese Facial. Londres: Hernkimpton Publishers, pp 66-79, 89-93.

Cain JR, Mitchell DL (1998). Sobredentadura macia retida, suportada por implantes: uma nota técnica. *Int J OralMaxillofac Implantes* 13:857-60.

Carr AB, McGivney GP, Brown DT (2005). *McCracken's Removable Partial Prosthodontics,* 11ª ed., *McCracken's Removable Partial Prosthodontics,* 11ª ed., Brown DT (2005). St. Louis, Missouri: Elsevier Mosby.

Chalian VA, Phillips RW (1974). Materiais em próteses maxilo-faciais. *Journal of biomedical materials research* 8:349-63.

Christensen FT (1971). Técnicas de reembasamento para dentaduras completas. *J Prosthet Dent* 26:373381.

Christensen GJ (1995). Relining, rebaseando dentaduras parciais e completas. *J Am Dent Assoc* 126:503-6.

Clarke RL (1997). Em Braden M, Clarke RL, Nicholson J, Parker S (eds), *Materiais dentários poliméricos.* Berlim; London Springer, pp 58-66.

Craig RG, Gibbons P (1961). Propriedades dos revestimentos de dentaduras resilientes. *J Am Dent Assoc* 63:38290.

Craig RG, Powers JM, Michael J, Wataha JC (2000). Plastics in Prosthetics, *Dental materials : properties and manipulation* London ; St. Louis Mosby, pp 270-271, 275-276.

Craig RG, Powers JM, Wataha JC (2004). Materiais dentários: propriedades e manipulação 8ª ed. St. Louis: Mosby, pp 284-287.

Davenport JC, Basker RM, Heath JR, Ralph JP, Glantz P-O (2000). A Clinical Guide To Removable Partial Dentures. Londres: British Dental Association, pp 5, 9-14.

Deng HY, Zwetchkenbaum S, Noone AM (2004). Resistência de ligação do silicone ao poliuretano, após imersão do silicone em soluções de limpeza. *JProsthet Dent* 91:582-5.

Didier M, Laccoureye O, Brasnu D, Vignon M (1993). Nova prótese obturadora cirúrgica para pacientes com hemimaxillectomia. *JProsthetDent* 69:520-3.

Disantis WS (1984). Técnica de utilização de uma resina acrílica inserida para simular uma estrutura cartilaginosa num ouvido protético de silicone. *JProsthetDent* 52:889-91.

Dootz ER, Koran A, Craig RG (1993). Comparação da propriedade física de 11 materiais de revestimento de dentadura macia em função do envelhecimento acelerado. *JProsthet Dent* 69:114-9.

Douglass CW, Shih A, Ostry L (2002). Haverá necessidade de uma dentadura completa nos Estados Unidos em 2020? *JProsthet Dent* 87:5-8.

Driscoll CF, Hughes B, Ostrowski JS (1992). Ocorrem naturalmente cortes menores na retenção de uma prótese oculofacial provisória. *JProsthet Dent* 68:652-4.

Ekstrand K, Ruyter I, Wallendorf H (1987). Fibra de carbono/grafite reforçada (Polimetil metacrilato): propriedades em condições secas e húmidas. *Biomed Mater Res* 21:1065-1080 (resumo).

Emmer TJ, Vaidynathan J, Vaidynathan TK (1995). Forros de dentadura macia permanente ligados à base da dentadura. *JProsthet Dent* 74:595-601.

Etienne OM, Taddei CA (2004). Utilização de fixações de clipe de barra para melhorar a retenção de um obturador protético maxilo-facial: um relatório clínico. *J Reabilitação Oral* 31:618-21.

Fereilich MA, Meiers JC, Duncan JP, Golberg JA (2000). *Compósitos reforçados com fibras:* Quintessence Publishing pp 9-19, 73-75, 93-94, 98-100.

Ferracane JL (1995). Materiais em odontologia: princípios e aplicações de *polímeros para próteses.* Filadélfia: Lippincott, pp 266-268.

Freilich MA, Meiers JC (2004). Próteses compostas reforçadas com fibra. *Dent Clin North Am* 48:viii-ix, 545-62.

Galindo DF (2001). A sobredentadura mandibular de barra fresada suportada por implantes. *J Prostodonte* 10:46-51.

Goldberg WB, Ferguson FS, Miles RJ (1988). Utilização bem sucedida de um obturador de alimentação para uma criança com palato fendido. *Spec Care Dentist* 8:86-9 (resumo).

Gonzales JB (1994). Fundamentos da dentisteria protética dentária completa. Em Winkler S (ed).
Tóquio; St. Louis Ishiyaku EuroAmerica, pp 427-431.

Gonzalez JB (1978). Elastómeros de poliuretano para próteses faciais. *J Prosthet Dent* 39:17987.

Grant AA, Heath JR, McCord JF (1994). Prostodontia completa: Problemas, Diagnóstico e Gestão. Londres: Mosby-Wolfe, pp 117-119.

Grant GT, Taft RM, Wheeler ST (2001). Aplicação prática de poliuretano e velcro em próteses maxilo-faciais. *JProsthet Dent* 85:281-3.

Grossmann Y, Savion I (2005). A utilização de um obturador à base de resina fotopolimerizada para o tratamento do paciente maxilo-facial. *JProsthet Dent* 94:289-92.

Hahn GW (1972). Um obturador de bolbo de silicone de conforto com ou sem dentadura. *Prosthet Dent* 28:313-317.

Hooper SM, Westcott T, Evans PL, Bocca AP, Jagger DC (2005). Próteses faciais com suporte de implantes fornecidas por uma unidade maxilo-facial num hospital regional do Reino Unido: longevidade e opiniões de pacientes. *J Prostodonte* 14:32-8.

Jacob R (1997). Dentisteria Protética Maxilo-facial. Em Zarb GA, Bolender CL, Carlsson GE (eds), *Boucher's*

Prosthodontic Treatment for Edentulous Patients, 11 ed., *Boucher's Prosthodontic Treatment for Edentulous Patients*, 11 ed: Mosby, pp 471-481.

Jacobsen NL, Mitchell DL, Johnson DL, Holt RA (1997). Preparações de superfície de base de dentadura alisada e jateada a jacto de areia que afectam a ligação resiliente do revestimento. *JProsthet Dent* 78:153-8.

Jacobson TE, Krol AJ (1983). Uma revisão contemporânea dos factores envolvidos na completa retenção, estabilidade e apoio da dentadura. Parte I: Retenção. *JProsthetDent* 49:5-15.

Jagger D (1999). Dentures completas : resolução de problemas Londres: British Dental Association, pp 39-42.

Jagger RG, Al-Athel MS, Jagger DC, Vowles RW (2002). Algumas variáveis que influenciam a resistência de ligação entre PMMA e um material de revestimento de dentadura de silicone. *Int J Prosthodont* 15:55-8.

Jancar J, DiBenedetto AT (1993). Compostos termoplásticos reforçados com fibras para a odontologia. Parte 1. estabilidade hidrolítica da interface. *Mater Sci Mater Med* 4:555-561.

Javid NS, Bowman JF (1994). Técnicas de Relining e Rebase. Em Winkler S (ed), *Essentials of Complete Denture Prosthdodontics*, 2 ed. Tokyo ; St. Louis Ishiyaku EuroAmerica Inc., pp 341-350.

Kangasniemi I, Vallittu P, Meiers J, Dyer SR, Rosentritt M (2003). Declaração de consenso sobre polímeros reforçados com fibras: estado actual, direcções futuras, e como podem ser utilizados para melhorar os cuidados dentários. *Int J Prosthodont* 16:209.

Kanie T, Arikawa H, Fujii K, Ban S (2002). Propriedades mecânicas da resina de base de dentadura reforçada: o efeito da posição e o número de fibras de vidro tecidas. *Dent Mater J* 21:261-9.

Kanie T, Fujii K, Arikawa H, Inoue K (2000). Propriedades de flexão e resistência ao impacto do polímero de base de dentadura reforçado com fibras de vidro tecidas. *Dent Mater* 16:150-8.

Kawano F, Tada N, Nagao K, Matsumoto N (1991). A influência dos materiais de revestimento macio na distribuição da pressão. *J Prosthet Dent* 65:567-75.

Keyf F (2001). Próteses obturadoras para pacientes com hemimaxillectomia. *J Reabilitação Oral* 28:821-9.

Kiat-Amnuay S, Khan Z, Gettleman L (1999). Retenção de sobredentadura de quatro revestimentos resilientes sobre uma barra de implantes. *JProsthet Dent* 81:568-73.

Kim SH, Watts DC (2004). O efeito do reforço com fibras de vidro E tecidas sobre a resistência ao impacto de dentaduras completas fabricadas com resina acrílica de alto impacto. *J Prosthet Dent* 91:274-80.

Rei GE, Rudd KD, Morrow RM, Knight G (1986). Dentadura parcial para fins especiais. Em Warfel D (ed), *Dental Laboratory Procedures,* 2nd ed, Vol 3. St. Louis, Toronto, Princeton: Mosby, pp 568-570.

Kulak-Ozkan Y, Sertgoz A, Gedik H (2003). Efeito da termociclagem na resistência à ligação à tracção de seis revestimentos de dentadura resilientes à base de silicone. *JProsthetDent* 89:303-10.

Kutay O, Bilgin T, Sakar O, Beyli M (1994). Resistência de ligação à tracção de um revestimento macio com resinas acrílicas de base de dentadura. *Eur J Prosthodont Restor Dent* 2:123-6.

Ladizesky NH, Chow TW (1992). O efeito da aderência de interface, imersão em água e entalhes anatómicos sobre as propriedades mecânicas das resinas de base de dentadura reforçadas com fibras contínuas de polietileno de alto desempenho. *Aust Dent J* 37:277-89.

Ladizesky NH, Ho Cf, Chow TW (1992). Reforço da base de dentadura completa com fibras contínuas de polietileno de alto desempenho. *Amolgadela JProsthet* 68:934-939.

Lai JH, Hodges JS (1999). Efeitos dos parâmetros de processamento nas propriedades físicas dos materiais protéticos de silicone maxilo-facial. *Materiais dentários* 15:450-5.

Lai JH, Wang LL, Ko CC, DeLong RL, Hodges JS (2002). Novos materiais protéticos organosilicon maxilofaciais. *Materiais dentários* 18:281-6.

Lemon JC, Martin JW, Echeverri JC, King GE (1992). Um núcleo de resina acrílica para o processamento de próteses faciais de silicone. *JProsthet Dent* 67:374-6.

Lemon JC, Martin JW, Wesley PJ, King GE (1993). Técnica para controlar a espessura de uma prótese facial quando é utilizado um núcleo de resina acrílica. *JProsthet Dent* 70:447-8.

Levenson MF (1986). A utilização de película transparente e maleável para formar uma tala de fibra de vidro reforçada com fibra de vidro. *Am Dent Assoc* 112:79-80.

Lewis DH, Castleberry DJ (1980). Uma avaliação dos recentes avanços em materiais maxilofaciais externos. *JProsthet Dent* 43:426-32.

Marion LR, Rothenberger SL, Minsley GE (1997). Um método de fabrico de uma prótese facial que melhora a retenção e durabilidade: um relatório clínico. *JProsthetDent* 77:457-60.

McAndrew KS, Rothenberger S, Minsley GE (1998). Um método de investimento inovador para a fabricação de uma prótese obturadora oca fechada. *JProsthet Dent* 80:129-32.

McCabe JF (1998). Materiais dentários aplicados, 8ª ed., 1998. Oxford: Blackwell Science, pp 96-100, 106.

McCabe JF, Wall AW (1998). Materiais de Revestimento de Dentadura. Em McCabe JF (ed.), *Applied dental materials,* 8ª ed., 1998. Oxford: Blackwell Science, pp 108-114.

McCord JF, Grant AA (2000). *Um guia clínico para completar as próteses de prótese dentária.* Londres: British Dental Association.

McCord JF, Smith P, Grey N (2004). *Tratamento de pacientes edêntulos* Edinburgh Churchill Livingstone.

McGivney GP, Carr AB (2000). McCracken's partial prosthodontics removível, 10ª ed., McCracken's, 10ª ed., McGivney GP, Carr AB (2000). St. Louis, Missouri: Mosby, pp 452-453.

McMordie R, King GE (1989). Avaliação de primários utilizados para a colagem de silicone a material de base de dentadura. *Prosthet Dent* 61:636-9

Mese A, Guzel KG, Uysal E (2005). Efeito da duração de armazenamento na resistência de ligação à tracção de revestimentos de dentadura macia à base de acrílico ou silicone a um polímero de base de dentadura processado. *Escândalo Acta Odontol* 63:31-5

Murray CG (1979). Um material de revestimento resiliente para a retenção de próteses maxilo-faciais. *J ProsthetDent* 42:53-7.

Narva KK, Lassila LV, Vallittu PK (2005). A resistência estática e o módulo do polímero de base de dentadura reforçada com fibra. *Dent Mater* 21:421-8.

Newton JT, Fiske J, Foote O, Frances C, Loh IM, Radford DR (1999). Estudo preliminar do impacto da perda de parte da face e da sua restauração protética. *JProsthet Dent* 82:585-90.

O'Brien WJ (2002). Materiais dentários e sua selecção 3ª ed. Londres; Chicago, Ill: Quintessence, pp 77-85.

Ohyama T, Gold HO, Pruzansky (1975). Maxillary obturator com extensão oca revestida de silicone. *JProsthet Dent* 34:336-341.

Oki M (2004). A aplicação de um obturador de estrutura metálica a um paciente com defeito maxilar. *Nippon Hotetsu Shika Gakkai Zasshi* 48:807-10 (resumo).

Omondi BI, Guthua SW, Awange DO, Odhiambo WA (2004). Reabilitação de prótese obturadora maxilar após maxillectomia para ameloblastoma: série de casos de cinco pacientes. *Int J Prosthodont* 17:464-8.

Osuji OO (1995). Preparação de obturadores de alimentação para bebés com lábio leporino e palato fendidos. *J Clin Pediatr Dent* 19:211-4 (resumo).

Pappas PJ (1995). Relining, rebaseando dentaduras. *J Am Dent Assoc* 126:1089,1092.

Parel SM, Holt GR, Branemark PI, Tjellstrom A (1986). Osteointegração e próteses faciais. *Int J Oral Maxillofac Implants* 1:27-9 (resumo).

Parr GR, Gardner LK (2003). A evolução do desenho da estrutura do obturador. *J Prosthet Dent* 89:608-10.

Parr GR, Goldman BM, Rahn AO (1983). Considerações cirúrgicas no tratamento protético de defeitos oculares e orbitais. *JProsthet Dent* 49:379-85.

Patel A, Burstone CJ, Golberg AJ (1992). Estudo clínico de termoplásticos reforçados com fibra como retentores ortodônticos. *Dent Res* 71:526 (resumo).

Pfeiffer P, Rosenbauer EU (2004). Monómero metil metacrilato residual, sorção de água, e solubilidade em água de materiais hipoalergénicos de base de dentadura. *JProsthet Dent* 92:72-8.

Pinto JR, Mesquita MF, Henriques GE, de Arruda Nobilo MA (2002). Efeito da termociclagem na força de ligação e elasticidade de 4 dentaduras macias de longa duração. *J Prosthet Dent* 88:516-21.

Pinto JR, Mesquita MF, Nobilo MA, Henriques GE (2004). Avaliação de quantidades variáveis de ciclagem térmica sobre a força de ligação e deformação permanente de dois revestimentos de dentadura resilientes. *J Prosthet Dent* 92:288-93.

Polyzois GL, Frangou MJ (2001). Influência do método de cura, selador, e armazenamento de água na dureza de um material de revestimento macio ao longo do tempo. *J Prosthodont* 10:42-5.

Polyzois GL, Frangou MJ (2002). Ligação de elastómeros protéticos de silicone a três resinas de dentadura diferentes. *Int J Prostodonte* 15:535-8.

Polyzois GL, Oilo G, Dahl JE (1993). Resistência à tracção dos adesivos maxilo-faciais. *J Prosthet Dent* 69:374-7.

Preiskel HW (1996). *Um guia para implantes e próteses de suporte de raiz*. Londres: Quintessência.

Ramsey WO (1990). Comparação da redução de peso em diferentes designs de próteses de obturador sólido e oco. *JProsthet Dent* 63:602.

Reeson MG, Jepson NJ (1998). Um método simples para obter uma espessura uniforme para revestimentos de dentadura macia a longo prazo. *JProsthet Dent* 79:355-7.

Riley MA, Walmsley AD, Harris IR (2001). Ímanes na odontologia protética. *J Prosthet Dent* 86:137-42.

Roessler DM (2003). Sucesso completo da dentadura para pacientes e dentistas. *International Dental Journal* 53:340-345.

Rosenstiel S, Land MF, Fujimoto J (2001). Fibre reinforced composite composite fixed prosthesis, *Contemporary fixed prosthodontics* 3rd ed. St. Louis Mosby, pp 699-702.

Roumanas ED, Nishimura RD, Davis BK, Beumer J, 3rd (1997). Avaliação clínica dos implantes que retêm próteses obturadoras maxilares edêntulas. *JProsthet Denthet* 77:184-90.

Rowe NL (1985). Maxillofacial Injuries, Vol 2, pp 981-988.

Rudd KD, King GE, Stewart KL (1986). Levantamento e desenho. Em Warfel D (ed), *Dental Laboratory Procedures,* 2ª ed, Vol 3. St. Louis, Toronto, Princeton: Mosby, pp 136-140.

Samadzadeh A, Kugel G, Hurley E, Aboushala A (1997). Resistência à fractura de restaurações provisórias reforçadas com fibra de polietileno tecida tratada com plasma. *J Prosthet Dent* 78:447-50.

Sarac D, Sarac S, Basoglu T, Yapici O, Yuzbasioglu E (2006). A avaliação da microinfiltração e da resistência de ligação de um revestimento resistente à base de silicone após pré-tratamento da superfície da base da dentadura. *J Prosthet Dent* 95:143-51.

Sasaki H, Kinouchi Y, Tsutsui H, Yoshida Y, Karv M, Ushita T (1984). Próteses seccionais ligadas por ímanes de samário-cobalto. *JProsthetDent* 52:556-8.

Schaf NG (1994). Próteses Maxilo-faciais. Em Winkler S (ed), *Essentials of Complete Denture Prosthdodontics*, 2 ed. Tokyo ; St. Louis Ishiyaku EuroAmerica Inc., pp 403-415.

Schmidt BL, Pogrel MA, Young CW, Sharma A (2004). Reconstrução de defeitos maxilares extensos usando implantes zigomáticos. *J Oral Maxillofac Surg* 62:82-9.

Schmidt WF, Jr., Smith DE (1983). Um estudo retrospectivo de seis anos de dentaduras revestidas com Molloplast-B. Parte II: Serviço de revestimento. *JProsthet Dent* 50:459-65.

Schmidt WF, Todo J, Bolender CL (1986). Gestão laboratorial de dentaduras revestidas com Molloplast-B. *JProsthet Dent* 56:113-8.

Shay K (2000). Higiene da dentadura: uma revisão e actualização. *Pr. Dent* 1:28-41.

Shaygan F, Khan Z, Gettleman I (1993). Retenção e longevidade da dentadura resistente em overdentures de implantes. *Journal of Dental Research* 72 :272 (resumo)

Shernoff AF, Battle LW, Jarosz CJ (1984). Uma alternativa aos acessórios convencionais de sobredentadura com Molloplast-B: uma técnica. *JProsthet Dent* 52:305-7.

Shimodaira K, Yoshida H, Mizukami M, Funakubo T (1994). Prótese obturadora conforme ao movimento do palato mole: um relatório clínico. *JProsthet Dent* 71:547-51.

Shprintzen RJ (1992). A implicação do diagnóstico da sequência de Robin *Cleft Palate Craniofac* 29:205-9.

Solnit GS (1991). O efeito do reforço de metacrilato de metilo com fibras de vidro tratadas e não tratadas com silano. *JProsthet Dent* 66:310-4.

Sweeney WT, Fischer TE, Castleberry DJ, Cowperthwaite GF (1972). Avaliação de materiais protéticos maxilo-faciais melhorados. *J Prosthet Dent* 27:297-305.

Taft RM, Cameron SM, Knudson RC, Runyan DA (1996). O efeito dos primários e características da superfície sobre a força de aderência de elastómeros de silicone ligados a materiais resinosos. *JProsthet Dent* 76:515-8.

Takashi Y (2001). Avaliação da resistência ao cisalhamento entre três materiais de relina de dentadura e uma resina acrílica de base de dentadura. *Int J Prostodonte* 14:531-535.

Thomas KF (1994). *Reabilitação protética.* Londres: Quintessence Publishing.

Thomas KF (1995). Retenção magnética livre para prótese extra-oral com implantes osseointegrados. *JProsthet Dent* 73:162-5.

Thomas KF (2006). *A arte da Anaplastologia Clínica. Guia de técnicas e materiais para uma reabilitação facial e protética somática bem sucedida*: Keith F. Thomas.

Todd R, Holt J (1987). Uma dentadura parcial removível Kennedy classe I com um forro resistente. *J Prosthet Dent* 57:247-9.

Toljanic JA, Eckert SE, Roumanas E, et al (2005). Osseointegração de implantes craniofaciais na reabilitação de defeitos orbitais: uma actualização de uma experiência retrospectiva nos Estados Unidos. *JProsthet Dent* 94:177-82.

Udagama A, Rei GE (1983). Próteses faciais retidas mecanicamente: úteis ou prejudiciais? *J Prosthet Dent* 49:85-6.

Usumez A, Inan O, Aykent F (2004). Resistência de ligação de um material de revestimento de silicone à resina de dentadura de alumina- abridificada e alisada. *J Biomed Mater Res B Appl Biomater* 71:196-200.

Vallittu PK (1996). Uma revisão das resinas de base de dentadura reforçadas com fibras. *JProsthodont* 5:270-6.

Vallittu PK (1998). O efeito do reforço de fibra de vidro na resistência à fractura de uma prótese parcial fixa provisória. *JProsthet Dent* 79:125-30.

Vallittu PK, Lassila VP (1992). Reforço de material de base de dentadura de resina acrílica com reforçadores de metal ou fibra. *J Oral Rehabil* 19:225-30.

Walmsley AD (2002). Retenção magnética na odontologia protética. *Actualização da amolgadela* 29:428-33.

Walter J (2005). Obturadores para defeitos palatinos adquiridos. *Actualização Dent* 32:277-80, 283-4.

Watt DM (1957). Fenda palatina em pacientes desdentados, *Br. Dent* 102:253-267.

Watt DM, MacGregor AR (1986). *Desenho de dentaduras completas*. Bristol: John Wright.

Whitsitt JA, Battle LW, Jarosz CJ (1984). Retenção melhorada para a dentadura parcial removível da base de extensão distal utilizando um forro macio resiliente curado pelo calor. *JProsthet Dent* 52:447-8.

Wieselmann-Penkner K, Arnetzl G, Mayer W, Bratschko R (2004). Minimização do movimento de uma prótese orbital retida por uma prótese obturadora. *JProsthet Dent* 91:188-90.

Wolfaardt J, Gehl G, Farmand M, Wilkes G (2003). Indicações e métodos de tratamento de aspectos de osseointegração extra-oral. *Revista internacional de cirurgia oral e maxilofacial* 32:124-31.

Zwick (2005). Manual de Instruções de Documentação Técnica Zwick. Leominster, Inglaterra. Zwick Testing Machines Ltd, 7.

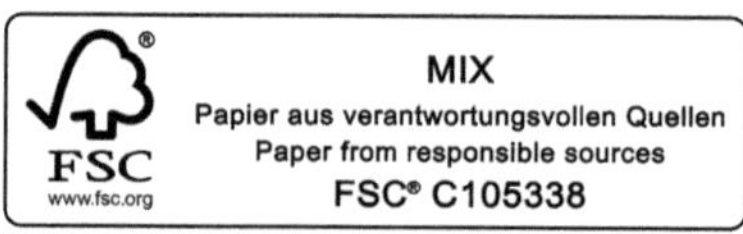

Printed by Books on Demand GmbH, Norderstedt / Germany